早期治療就能擁有美麗人生

生理痛與生理不順

虎門醫院婦產科特約醫生
堀口雅子／著
劉小惠／譯

值得信賴的女醫師系列 9

品冠文化出版社

◆作者專訪◆

以輕鬆的心情前往婦產科就診

●——請問醫生走向醫學之路的關鍵為何?

我在家庭裡五個兄弟姐妹中排行第二，小時候是兄弟姐妹中身體最差的一位。也因此遇到許多好的護士和醫生。也使我在孩提時代就決定「將來要當醫生」。因此，我所選擇的遊戲大都是，拿著玩具注射器裏面裝滿水，為洋娃娃的手臂打針，或是要求他人假裝受傷，由我為他包紮綳帶。這種遊戲使我感到非常高興。即使受傷痊癒仍然一直綁著綳帶。

但正當我就讀女子學校時，因為戰爭結束，所以周遭的人說：「男醫生們已經從戰地回來，因此不需要女醫生了。」因此，我選擇學習藥學。畢業後持續進行荷爾蒙研究

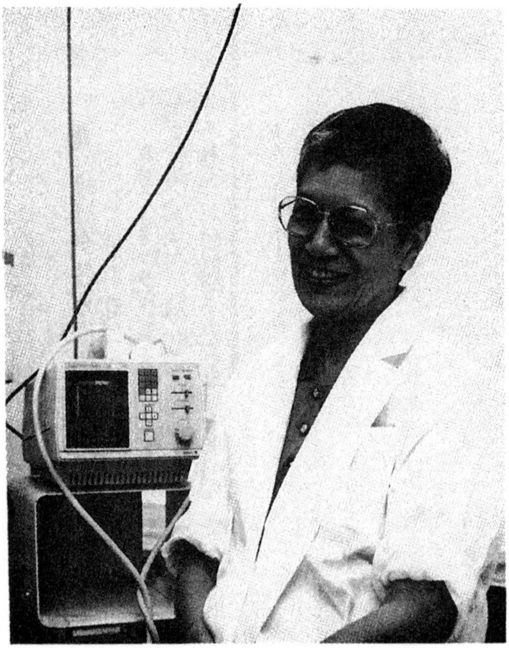

，進入東京大學生理化學教室，但是總覺得所學不足。在戰爭期間及戰後非常辛苦的時期，無法努力用功讀書就畢業了，所以所學有限。和比我小一歲的弟弟相比，光是數學這個學科，我在女子學校和藥學中所學到的只是初期的程度而已。

當時男女兩性的差別非常大，使我感到很懊惱。

於是我下定決心接受醫學部考試，不再前往東大教室而到預備學校就讀。雖然可以以學士身分入學，但是我決定從頭開始，想從基礎開始努力學習。進入群馬大學醫學部，為了進一步研究荷爾蒙，將焦點集中在性荷爾蒙方面，進入婦產科。

婦產科需要內科和外科的技術以及知識，雖然課程非常嚴格，但是對我而言，則是難能可貴的課程，同時因為身為女性，隨著年齡增長擁有許多經驗，想回饋女性患者，所以努力研修直到三十歲才畢業。

●──您的求學時代比普通人更長，到底學些什麼內容？

有一位藥學時代的好朋友，母親很早就過世了，她經常將自己和優秀的姐姐相比，在這種環境中成長，造成心理方面產生問題。因此，覺得身體各處都產生疾病，後來就在反覆進行的手術中過世了。心病也會造成身體的疾病，所以，如果不妥善處理心理問題，幾乎無法進行真正的治療。她的經驗使我了解這一點。身為醫生的我，之所以非常重視心理問題，就是因為曾經擁有這種經驗。

實際和男同學一起學習之後，發現女性的看法和男性的看法、觀點具有差異，但是就能力而言，並沒有所謂的男女差別。但是在我們的時代，卻會因為「妳是女人」的理由使得女性被摒棄在門外。我的女性朋友們目前能夠持續工作，就是因為曾經嚐過這種痛苦經驗。

此外，在醫學部就讀時我曾經加入馬術社團，其中飛越障礙這個競技讓我覺得就如同人生一般。一旦遇到障礙，如果在這個時候稍微放鬆，馬匹可能會朝向錯誤的方向前進。所以飛躍的同時一定要勒緊韁繩，朝向下一個目標繼續奔馳才行。當我述說女性的身心問題時，就會舉出這個飛躍障礙的例子。

辛苦過了青春期之後，又必須面對懷孕、生產、育兒以及更年期和老年期。每一階段都是過去的經驗累積，必須不斷思考並在瞬間展現行動，這就是真正的人生。如何度過幼兒期，對於接下來的青春期以及好的成熟期而言都非常重要，同時也能藉此迎向更好的更年期和老年期。

●──送給青春期女孩的訊息

本書的書名為「生理痛與生理不順」，醫學上的說法不是「生理」而是「月經」，但是，許多人對於月經有抵抗感，因此，使用「生理」這個名稱。由於傳統觀念認為我們應該隱藏「性」，所以對於性器官或月經都有不好的想法。在學校中能夠光明正大學習性觀念的年輕一代，以及有緣看本書的母親們，希望各位能夠堂堂正正的將對女性而言非常重要的月經說出口來。

本書為各位介紹我擔任婦產科醫生之後，在各種月經問題的症例中出現頻度較高的問題。

如果妳本身或母親、女兒，或是妳的朋友們在意月經問題，可以看看書中列舉的症例。如果妳覺得「這個例子和我的情形非常相同，就不能再推說自己工作忙碌，應該抽空前往醫院就診」、「原本以為只有自己才有這種煩惱，沒想到大家都有這種困擾。我似乎過於擔心了，以後不必再偷偷的煩惱了，應該立刻前往醫院了」，如果各位能夠這麼想，我就會覺得非常高興。一定要豎耳傾聽自己身心的呼喚，重視現在，同時迎向光明的未來。

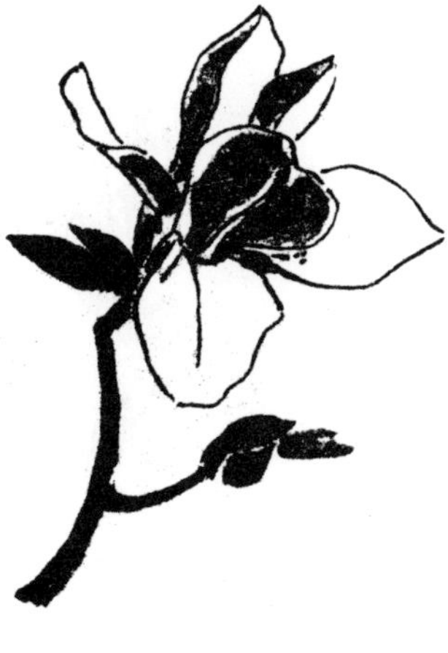

【作者介紹】

堀口雅子

1930 年　出生於日本東京。

1949 年　畢業於東京藥學專門學校（現為東京藥科大學）。後來在東京大學醫學部藥學科、生理化學教室擔任專科生，進行荷爾蒙研究。

1956 年　結束兩年東京理科大學醫學升學課程。

1960 年　畢業於群馬大學醫學部。後來進入東京大學醫學部婦產科學教室。同時也在三井紀念醫院、國立癌症中心、愛育醫院等處研修。

1970 年　擔任虎門醫院婦產科醫生。

1990 年　以虎門醫院婦產科醫長之職務退休至今。

成為特約醫生，進行虎門醫院和日本家庭計畫協會市谷診所的青春期診療、女性成人病中心的更年期診療等工作，擔任日本青春期學會、日本家庭計畫聯盟等理事，工作非常忙碌。育有二男，先生也是婦產科醫生。

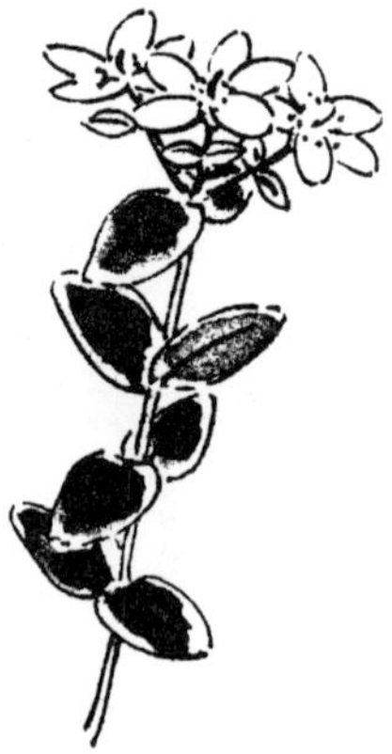

目錄

第一章❤ 月經問題具有各種症狀

●關於月經量的問題

對於女性而言，第一次經歷月經經驗的初潮（初經），會感到既驚訝又喜悅，同時也會覺得迷惘，出現各種複雜的思緒。這些思緒可能在初潮之後再持續一陣子。將月經當成生活的一部分坦然接受，同時與它好好相處，可能需要花一段時間。

在複雜、動搖的不安定感中，不只是心理，連身體都有同樣的感受。迎向初潮之後，每個月都擁有順暢月經規則的人，只是少數人而已。我們的心裏可能因為不習慣月經而感到既驚又喜，而且非常迷惘，所以，身體的出血量可能增加、腹部疼痛，或者到了某一個月時，原本以為月經可以準時到來，可是過了一個月都還沒有來。這種情況反覆出現，等到身體逐漸習慣月經後，就能培養出自己的月經規則。

但是，一旦培養的規則並不是一成不變的，可能因為心情動搖或是身體變化而對月經造成影響。結果使得月經週期或是月經量紊亂，或是引起疼痛感。相信很多人都有這種經驗。

月經後拼命運動很痛苦

有一年夏天，一位中學女孩在母親的陪同下，來到我的診察室。

當我問她：「怎麼回事呀」，她回答：「光是走路都覺得很痛苦，無法運動。和學校的保健老師商量，老師叫我到婦科看醫生。」她害羞的回答我。

為了找出原因，因此，我問她關於身體以及月經的問題。

血紅蛋白

在紅血球中含有鐵的蛋白質，具有將氧運送到體內各處的重要作用。當鐵質缺乏時，血紅蛋白無法充分製造出來，就會造成缺鐵性貧血。

基礎體溫

保持安靜後測量的體溫，大都在起床時測量。女性因為荷爾蒙的作用，大約以1個月為單位產生週期性變化。可以利用排卵後的低溫期逐漸變成高溫期的變化，知道排卵時期。

她在初經後一年之內，月經還是不順暢。女孩對我說：「上次月經時出血量非常多，嚇了一跳，可是停止後我想應該沒問題了，就忘了它的存在。」而我對她說：「這是因為經血（月經造成的出血）量增多，所以可能是貧血。」因此，為她進行血液檢查。結果很明顯就是貧血。血液中的**血紅蛋白**基準值應該是十二～十四g／dℓ，而她只有八g／dℓ而已。

趕緊讓她服用造血劑，同時進行日常生活營養指導，貧血症狀逐漸復原。順暢治療貧血症狀後，月經本身到底會變成什麼情況呢？如果不持續調查根本無法解決問題。

因此我對她說：「現在雖然不要緊了，但是不可以再發生這種情形了，所以一定要測量**基礎體溫**。每天早上測量基礎體溫雖然有點麻煩，但是對於自己的月經和身體狀況一定要好好了解，這點非常重要。既然已經開始放暑假了，妳就努力試試吧！」當我對她這麼說時，她也回答：「我試試看。」

不久後，她拿著基礎體溫表來到我的診察室。觀看她每天記錄的結果，發現她呈現無**排卵**狀態。我對她說：「妳的月經才剛開始不久，卵巢以及刺激卵巢荷爾蒙的作用並不順暢，所以沒有排卵，這是經常出現的狀況，不必擔心。如果出血量增多或月經不停止時，就必須立刻前往醫院。平時必須注意營養，儘可能繼續測量基礎體溫。」她似乎很了解似的回去了。

具有同樣症狀的人之中，比較罕見的例子是出血量太多，甚至造成必須輸血治療才行。千萬不可以認為「因為是月經嘛！所以即使有些出血也是理所當然的事情」，不可以讓出血成為一種習慣。

後來，她再度出現與上一次相同的呼吸困難狀態，於是立刻到醫院來。這次月經一直無法停止，血液檢查的結果，發現還是貧血問題。調查繼續測量的基礎體溫狀況，發現還是沒有排卵。又讓她服用止血劑好幾天。但是，出血量還是沒有停止，於是藉由服用**荷爾蒙劑**，製造與排卵同樣的狀態，使得時間拖很長的月經總算停止了。後來停止服用藥物觀察狀況，發現月經量和週期

排　卵

卵巢中的卵泡成熟，裡面的卵子飛出到腹腔，卵子進入輸卵管中，朝子宮前進。剩餘的卵泡壁細胞成為黃體，分泌黃體素時，基礎體溫會上升。

荷爾蒙劑

婦科使用的卵泡素、黃體素等，一種或幾種荷爾蒙配合而成的藥物。廣泛用來治療月經不順及其他的疾病。

逐漸穩定，形成非常好的規律，不再出現貧血現象，成為成熟的大人了。

這個例子屬於月經量太多的過多月經，是月經問題中較常見的問題。她值得稱讚的一點是「覺得體調有一點怪」的時候，趕緊找學校的保健老師商量，而且老師要她儘早前往婦產科看診，因此獲得適當的建議。如果獨自煩惱，或是只和母親商量，以中學年紀的年輕女孩而言，很少會前往婦產科。

當然，孩提時代開始經常為妳看診的小兒科醫生或內科醫生也可以為妳診治。

不過，如果不是婦科專門醫生，有時候無法將原因和月經及排卵聯想在一起，只為妳治療貧血問題。這麼一來可能每一次月經時都會出現反覆的狀態。

我經常告訴各位一定要多利用婦產科。婦產科不只是當妳生產或是不幸罹患子宮肌瘤等疾病時才能照顧妳。很多人擁有這種強烈的錯誤想法，希望各位將婦產科當成女性健康管理的管道，妥善利用。為自己著想，如果妳有女兒也為女兒著想。母親們必須經常接受子宮癌等檢診。如果找經常看診的醫生，妳可以對醫生說，覺得女兒的健康狀況或月經狀態有點奇怪」，這時醫生應該會對妳說：「那麼，就請經常為妳看診的婦產科醫生為女兒看診吧！」

如果女兒還小，不需要帶她前往婦產科，則母親可以先和婦產科醫生商量。儘量找出一位可以讓妳以輕鬆的心情和對方諮商的醫生。

月經狀態一如往常，但是最近容易疲倦

前述的例子，是因為一次的月經大量出血而造成貧血。像這種與平常不同的狀態，一旦發生問題時就容易察覺到。身體對於突然的變化會出現突然的反應。例如，如果某處出現異常時，會利用疼痛發出警報，會送出倦怠或是痛苦等訊息。

前個例子就是因為『急性』的過多月經造成貧血，這時的訊

號是「呼吸困難」，告訴妳身體出現異常。但相反的，也有屬於『慢性』的例子。

某位上班族女性對我說：「覺得最近很容易疲倦，身體非常倦怠。」而前來我的診察室。詢問後發現她喜好活動，每週打一次網球。可是最近每次打網球時就會出現心悸現象。工作或私人生活都一如往常，但是卻容易疲倦，不再像過去一樣有精神。而且她也對我說：「月經狀況跟平常一樣。」

首先為她進行血液檢查。發現血紅蛋白值為九g／dℓ，明顯出現貧血狀態，她本身也感到非常驚訝。趕緊服用造血劑，使身體恢復原狀，成為很有精神的女性，繼續愉快的打網球。同時我請她測量基礎體溫，結果發現她沒有排卵。經過仔細詢問，發現她的月經期間比較長，出血量較多。可是對於患者本人而言，認為這是普通狀況，並沒有將月經量和別人比較，不認為自己有特別的問題。

女性出現貧血狀態，以存款加以比喻，就是出現赤字狀態。

也就是說存款不足。其原因可能是由外面進入的存款（食物中的鐵質）較少，或是支出（出血量）太多，或是兩者兼有。

我對她說：「雖然妳有存款，但是存款不斷減少，可能是體內有不良的東西將這些存款都引出來了。女性的哪些身體部位會出血呢，應該包括牙齦出血、流鼻血、消化器官出血以及月經等。」

她並沒有出現牙齦出血和流鼻血症狀。如果消化器官出血，則血液摻雜在糞便中排出體外，就可以觀察到，但是，也沒有這種現象。所以，應該是月經時的出血量較多而引起身體異常反應。也就是說，找出『體內不良分子』。

以這位女性患者而言，每一次月經都是過多月經的情形並不明顯，所以本人並未察覺異常。像這種「比標準量更多的出血」狀態長期持續時，逐漸變成貧血的例子非常普遍。

這種逐漸變成貧血的例子，因為身體慢慢產生變化，所以能夠適應貧血狀態，對於日常生活不會造成任何阻礙。雖然自己沒有察覺，卻造成「比標準量更多的出血」狀態日積月累，使得貧血狀態慢慢進行。

然而等到某一天身體「已經受不了」才發出警訊。

貧血後稀薄的血液無法充分發揮作用，心臟必須比過去更努力運作才能發揮功能，因為對心臟造成負擔，所以出現心悸、脈搏跳動增快、容易疲倦、倦怠等症狀，這是理所當然的情形。

人體具有各種適應能力，尤其女性特別容易適應緩慢的變化，因此通常會忽略異常狀態。

如何判斷月經量屬於多或少

以下為各位說明經血。

所謂經血，就是月經時從子宮口流出的血液。雖說是血液，但是與血管內流通的血液不同。

經血是茶褐色，很多人認為「這是不好的血液」，但這是錯誤的想法。經血從子宮送出來時是鮮紅色的，但是經過陰道流出體外映入我們的眼簾前，需要花費一段時間。量較多時很快就流出，若是少量時則需要較長的時間。

在這段期間內，接觸空氣中的氧氣，使得血液中的鐵質被分解。因此，看起來是茶褐色的。

子宮內膜（黏膜）經歷每個月的月經週期時，成為接受**受精卵**的床，增厚、變柔軟並分泌黏液。如果沒有受精卵到達時，也就是沒有懷孕時，就不需要它的存在，因此內膜（黏膜）剝落。剝落的子宮壁出血以及剝落的黏膜，和準備當成受精卵著床時營養的黏液一起形成經血。

一次的月經期間排出的月經血量為五〇～一八〇mℓ。其中含有五〇mℓ血液。

超出這個標準量的經血就算太多了。但實際上很難加以測量。有一個方法是，使用前測量衛生棉或衛生棉條等生理用品的重量，然後再度測量使用後的生理用品重量。將使用後的重量減去使用前的重量，就是經血的重量。

受精卵

排卵後的卵子與射精到陰道內的精子在輸卵管腹壺部結合，稱為受精。受精後的卵子和精子細胞稱為受精卵。受精卵反覆進行細胞分裂，並朝向子宮移動，在子宮內膜著床。

酵素

纖維蛋白分解酵素，血液如果流到血管外時，藉著纖維蛋白原等許多凝固因子所形成纖維蛋白的作用凝固。藉著分解纖維蛋白酵素的作用，經血通常不會凝固。

即使不這麼做，如果使用普通的衛生棉，還不到一小時就必須更換新的衛生棉、出血量多到必須儘量減少外出的時間、取出衛生棉片或棉條時仍然不斷排出血液、上廁所時經血就好像打開的水龍頭水似的不斷湧出來，或是出現有如醃鹹梅般大小的血塊，則表示屬於月經量較多的狀態。

經血摻雜血塊

有的血塊如米粒般小，有的卻如同醃鹹梅以及肝臟般大。經血看起來好像如同普通的血一般非常清澈，這是因為從子宮壁剝落的黏液或黏膜、血液藉著**酵素**的作用被分解掉。

但是，如果卵巢的功能尚未成熟，或是酵素無法充分發揮作用時，則子宮內的內容物無法充分被分解，無法液體化。這時內膜就會形成塊狀而排出體外。

沒有生產經驗的女性的子宮口非常細小，連火柴棒軸都無法通過。如果酵素功能充分發揮時，則內容物溶解而形成液體，可以由細小的子宮口輕易流出來。

但是，如果出現小血塊或是大血塊時，想從細小的子宮口推擠出來，子宮必須強力收縮，當然就會產生疼痛感。就好像超小型的生產一樣。

月經痛或是稱為生理痛的疼痛原因之一，就在於此。

某位學生訴說「月經時非常疼痛」，因此感到擔心的母親將她帶來接受診察。當我詢問她「疼痛情形如何」，她說「每個月月經來的時候，肚子好像絞緊般疼痛」。當我詢問經血的狀況，她回答「排出好像豬肝般的血塊」。因此，我對她說：「這是因為子宮內膜維持最初剝落的形狀排出，當然會疼痛。妳還年輕，所以卵巢的功能無法充分發揮，因此，內膜無法溶解就直接排出來了。」為她開止痛藥。

藉著這個機會，我建議她測量基礎體溫。可能是在荷爾蒙不成熟的狀態下，造成**無排卵**現象。如果身體成熟，卵巢能夠充分發揮作用時，就能正常排卵，酵素也能充分發揮作用。這麼一來

無排卵

沒有排卵的月經稱為無排卵性月經。在月經剛開始後不久，由於卵巢機能還不成熟，所以大都是無排卵性月經。如果基礎體溫並沒有週期性的低溫期與高溫期的二相，就表示無排卵。

就不會形成大血塊，也就不會感到疼痛了。

即使發育完全的成人女性，月經時也可能出現大血塊。這就表示卵巢的功能衰退，或是罹患子宮肌瘤等各種原因。不必過於在意小血塊，但是，如果經常排出比較大的血塊，或是月經痛的程度較強時，最好前往婦產科接受診察。

大的血塊較多的過多月經，可能成為貧血原因，因此，將它當成一種檢查項目，觀察每個月經血的狀況。

經血較少，經期很快結束

經血量較多者稱為「過多月經」，相反的也有月經血量過少的「過少月經」。正常的月經期間為三到八日，但是，如果比這個期間短，或是雖然期間正常但月經血量非常少，就屬於過少月經，與過多月經相比，發生的機率較小。

月經的期間較短或是量較少，很多人會覺得「可以很輕鬆啊」。但是成熟期女性如果幾乎沒有月經時，就會造成困擾。如果覺得「好像太少了」，最好接受醫生診斷。

過少月經發生的原因，首先是卵巢機能無法充分發揮作用，荷爾蒙不足而造成的。與過多月經相同，因為才剛開始出現月經，卵巢還沒有成熟，可能會引起這種狀況，可以暫時觀察一段時間。但是，如果原本順利進行的月經突然變成過少月經時，就必須找出原因，妥善接受治療。

必須考慮的原因包括，進行墮胎手術或流產處置，造成**子宮內腔黏連**。進行這些處置時，子宮內必須不能殘留任何東西，一定要妥善**搔刮**才行。但有時卻可能因為過度搔刮，使得受傷的部分黏連。如果內腔部分黏連時，就會導致內膜的增殖範圍狹窄。如果放任這種狀態不管，將來受精卵著床的範圍狹窄，可能會成為不孕的原因。

大家只要想想菜圃的情形就可以了解了。如果場所狹窄、土壤貧瘠時，即使辛勤播種也很難期待發芽生根。所以必須儘早請醫生診治。

子宮內腔

由厚的肌肉質壁圍繞的子宮內側。成人女性沒有懷孕時，直徑約為7㎝。

黏連

手腳受傷時傷口會黏連（癒合、痊癒）。同樣的，在體內經由手術造成的傷口或是疾病造成的出血等，周圍組織也會藉著黏連治療傷口。例如子宮內膜與內膜黏連，一部分或全部都黏在一起，或是子宮與周圍的臟器黏連。

搔刮

進行墮胎手術或流產時，為避免子宮內留下任何東西，將子宮壁較厚的部分刮除，稱為搔刮。

因此，進行墮胎手術、流產後手術也稱為搔刮術。

●疼痛的問題

到了青春期，訴說月經痛的女孩增加了

一般而言，初經過後不久幾乎不會出現月經痛。但是當月經逐漸順利之後就能正常排卵，這時訴說月經痛的人就增加了。

排卵時，身體會分泌讓子宮收縮的前列腺素與荷爾蒙。這是一種為了使生產時胎兒得以順利分娩出來的，促進子宮收縮的荷爾蒙。月經時也會分泌這種荷爾蒙，可以藉著子宮收縮運動使得經血、不需要的子宮內容物被推出。如果這種荷爾蒙適當分泌就能使子宮適當收縮。但是當身體不成熟時，不知道該分泌多少才是適當的量，因此導致前列腺素過剩分泌，使得子宮超出必要以上過度收縮。這也正是造成下腹部或腰部疼痛的原因之一。

青春期時較常出現的月經痛，大都是因為前列腺素過剩分泌而造成的。我目前擔任某所女子學校的校醫，每個月前往學校訪

問一次，和學校的學生以及保健老師聊天，月經痛的問題經常成為我們的話題。

每天都有學生到保健室說：「老師，我生理痛，肚子好痛啊！」只要稍微躺在床上休息，或是利用熱水袋熱敷後就感覺輕鬆多了，不久就可以再度回教室上課。

此外，有的學生會對保健老師說：「請給我止痛藥。」當我前往學校時，有些學生會對我說：「媽媽說『肚子痛時就吃這個藥』，交給我這種藥物，可以持續服用這種藥物嗎？」學生會這麼問我。

根據推測，中學的少女們「身體並不屬於成熟大人，因此生理痛可能是前列腺素過剩分泌所造成的」。所以我回答：「可以服用止痛藥。」當她們問我：「服用哪些藥物比較好。」我會回答：「頭痛或牙痛時服用的鎮痛藥就可以了。家中的常備藥物或是母親平常使用的藥物也可以服用。」

另一方面，從青春期開始到發育為成熟女性之前，雖然出現月經痛，但是有些女孩會不斷忍耐，絕對不服用止痛藥。我想這種人應該佔大多數吧。有些學生說：「媽媽說『必須忍耐，不可以服用藥物』，因此每個月持續忍耐，不過痛得受不了。」這種女孩並不少。

當然，有些人可以不必服用藥物，但是因體質不同，有些人不能服用某種藥物。此外，必須遵守正確的藥量和服用方法，同時預料可能會出現嗜睡等副作用時，必須避免開車。

服用藥物時的注意事項很多，如果確實遵守這些事項而服藥，則止痛藥並不可怕，也不會產生什麼危險。還是感到擔心時，應該找婦產科醫生診察，確認身體沒有異常狀態時，請醫生為自己選擇適合的藥物。

對於今後必須相處數十年的月經，不要產生負面印象，必須以輕鬆的心情度過。我也建議周遭的醫生們千萬不要對這些女生說：「月經痛雖然很疼痛，但是妳不必服用藥物，應該好好忍耐」、「月經痛的期間妳只要拼命忍耐疼痛，其它什麼事都不必做」，這些真是無聊的建議。所以，有時還是必須服用止痛藥，同時必須請醫生診治。

強烈的疼痛會引起腦貧血或過呼吸症候群

月經痛的疼痛，主要是下腹部痛或是腰痛，此外還會出現頭痛、噁心等症狀。疼痛的強度因人而異，而且也因當時的體調、精神狀態的不同而產生變化。

當我擔任校醫時，有一次在學校的保健室遇到一位面露痛苦表情、躺在床上休息的學生。我問她：「到底怎麼回事呢？」她回答：「生理痛，真的好痛啊！」我又問她：「每次都這麼疼痛嗎？」學生回答：「每次都這麼疼痛。以前在上學途中在車站突然覺得頭暈，結果由車站的人員攙扶到辦公室，休息之後就回家了。」

我想可能是因為她忍受強烈的疼痛而引起**腦貧血**。就如同我們出現牙痛或頭痛症狀，卻必須儘量忍耐繼續工作的時候一樣，

腦貧血
送到腦的血液量不足而引起的症狀，與缺鐵性貧血不同。腦在缺氧狀態下雖然血壓正常，但顏面蒼白、發冷、發汗，甚至可能會昏倒。

身體會自然僵硬。當這種狀態持續時，就會出現全身疲累，流入腦部的血液無法充分循環。當全身的力量突然放鬆時，就會出現輕度腦貧血的狀態。

我對她說明月經痛以及腦貧血的關連，並且對她說「下次不要勉強忍耐，可以服用止痛藥」，她的臉上立刻露出笑容。

此外還有非常罕見的例子，甚至必須利用救護車送往醫院。某位上班族女性在通勤途中坐在電車上，手腳突然僵硬、意識昏迷，結果利用救護車送往醫院。經過醫生診療，發現身體沒有異常，而是過呼吸症候群引起的。

所謂過呼吸症候群，是指「哈、哈、哈、哈」這種淺呼吸的次數增多，口中吐出過多二氧化碳，造成體內的氧氣和二氧化碳平衡失調，使得手腳發麻、無法動彈。嚴重時甚至會昏倒。

這位女性因為忍耐月經痛而持續淺呼吸，造成過呼吸，手腳逐漸發麻，身體無法動彈。加上以往未曾經歷這種身體狀態而感到害怕，心想「這樣下去會變成什麼樣子呢」、「怎麼辦？是不是會死掉」，心中感覺非常不安，造成過呼吸狀態。

過呼吸症候群發作時，只要使過剩排出的二氧化碳重新回到體內，就能輕易復原。所以，如果身邊有塑膠袋或紙袋時，趕緊拿出來摀緊口部，只要再度吸入自己吐出的氣息就可以了。如果沒有適當的袋子，也可以用手掩住口部呼吸。儘量採取深呼吸方式。這麼做就能恢復氧氣和二氧化碳的平衡，手腳發麻的現象也會自然消失。

最近因為壓力而引起過呼吸症候群的例子增加了。此外，孕婦忍耐陣痛的疼痛時也會出現這種症狀。一旦有過這種可怕的經驗，下一次疼痛時就會想像「手腳又會發麻、無法動彈了」，因此不安和恐懼感不斷增大。所以，如果了解過呼吸症候群發生的原因並學習處理的方法，就能安心了。

心理因素會使疼痛加重

人們對於疼痛的感受非常主觀。有些人對於同樣強度的疼痛覺得「這沒什麼」，有些人卻覺得「真是痛啊！痛得受不了」。

疼痛的感受方式也因為當時的狀況，例如，睡眠不足、疲勞積存，或是精神上面臨痛苦的問題，或是相反的過於快樂等，即使同一個人對於疼痛也會出現不同的感受。此外，對於疼痛的印象，或是先入為主的觀念等，也會使感受完全不同。對於月經痛的疼痛而言也是如此。

有一次，一位中學女生和母親來到我的診察室。

當我問她：「怎麼回事呢？」這位女學生什麼話也不說，母親卻說：「這孩子月經痛的情況非常嚴重，連飯也吃不下，根本無法上學，只是躺在家裏。」我問這位母親：「那麼妳的情況呢？」她回答：「我的情形也一樣，每次月經痛的情形都很嚴重，痛得受不了。」

詢問之下，發現「這對母女每個月月經開始的時候，都會出現上述這類談話。如果母親沒有這種狀態，則女兒可能就可以脫離現在這種狀態」。所以我認為「應該進行心理治療」。

因此，我告訴她們什麼是月經，月經並不是討厭的東西，也不是骯髒、疼痛，或是麻煩的東西。對女性而言月經非常重要。每個人都可以快樂、輕鬆的與月經相處。

我詳細對女孩說明月經和月經痛的實情，與以往母親告訴她的知識以及感覺完全不同。

女孩可能只是對母親說「有點痛」，但母親卻說「月經痛真的很痛喔，我也覺得很痛苦」等。母親每次都愁眉苦臉對她這麼說，因此，使得女孩認為「月經痛真的非常疼痛，痛得受不了。討厭每個月都會來的月經」，產生負面印象，這也是無可避免的結果。

母親可能不知道月經痛的程度也有緩和、嚴重之別，認為大家都和自己一樣，必須辛苦承受月經痛的疼痛。

看看周遭的人。例如，如果母親討厭蛇，每一次看到蛇都感到非常害怕，可能也會造成孩子非常討厭蛇。孩提時代經歷被父母毆打的成長過程，一旦長大成人並為人父母時，可能也會若無其事的毆打孩子，訴諸暴力。因為對他們而言，孩子被打屬於普通的事情，沒什麼不對。

總之，父母對於子女造成的影響非常大。對同一事項而言，藉著給予積極印象或消極印象的差異，會使孩子的對應態度完全不同。現在身為母親的人，或是今後將為人母的女性、女孩，以及帶領姐妹或晚輩的女性們一定要注意這一點。

使用鎮痛劑無效者可能罹患子宮內膜症

疼痛是非常主觀的感覺，同時也容易受當時的體調或精神狀態等影響。

如果了解這一點，就知道即使每個月都出現的月經，可能會覺得「上個月很痛，但這個月不很痛」，或者「平常是下腹部周邊疼痛，這個月卻是腰痛」等，感受不同也沒什麼奇怪的。

但是，持續幾個月出現與平時不同的疼痛感，或是每個月的疼痛逐漸增強時，則必須考慮這不僅是體調或心情問題造成的，應該前往醫院接受醫生診察。

因為這時可能並不是荷爾蒙或卵巢功能不足造成的疼痛，而是子宮及卵巢出現問題所造成的疼痛。

如果疼痛原因在於荷爾蒙或卵巢功能，稱為機能性月經困難症。在月經頭一天或第二～三天出血量較多時，感覺特別疼痛。疼痛特徵好像痙攣似的疼痛，或是插入痛等，程度有強弱之別。如果疼痛原因在子宮或卵巢本身，則稱為器質性月經困難症。在月經前四～五天開始，以及月經後都會呈現持續鈍痛。

我們醫生認為月經痛或月經不順的情形，如果阻礙日常生活時，就要去看醫生。有些是必須儘早接受醫生診察的月經痛。疼痛產生較大變化時，有可能罹患器質性月經困難症。

如果疼痛部位或強度與以往相比明顯不同時，就容易察覺「咦！和平常不同」、「有點怪怪的」。有人誤以為疼痛的變化是「鎮痛劑效力使疼痛減輕」，這時就必須注意了。

有一次，某位患者曾對我說：

「習慣鎮痛劑後，即使服用也無效」，以往「一次服用二顆疼痛就會消失，但是現在不服用三顆就無效」等。

事實上，大家平常服用的鎮痛劑等藥物，如果一個月只服用一次，每一次服用幾天，並不會產生習慣之後無效等問題。因此認為「藥物無效」或「必須要增加藥量」等，可能不是藥效的問題，而是腹部發生一些狀況。

腹部發生什麼狀況呢？首先必須考慮子宮內膜症。過去這是成人女性較常見的疾病，但是，近年來年輕女性月經開始順利的年齡，也就是青春期後半期也會出現，可能是飲食生活歐美化造成的影響。

子宮內膜症是指子宮內膜組織不知由於什麼原因，造成異位的情形。在這個場所藉著卵巢荷爾蒙的作用而增殖、出血。子宮內腔以外的場所就好像死巷一樣，沒有排出、逃避的道路，因此在月經時會引起強烈疼痛。

容易引起子宮內膜症的場所，包括卵巢或是形成子宮形狀的

腹膜　覆蓋子宮、卵巢、腸等內臟表面或腹壁的膜，好像將手伸入絲襪中伸展的狀態一樣，像保鮮膜一樣緊緊貼住。

壁，也就是肌層及**腹膜**。如果出現在卵巢，血液積存在卵巢時變成巧克力色，稱為巧克力樣囊腫。發生在子宮肌層時，則稱為子宮腺肌症。肌層增厚，使得子宮整個變大。

比較罕見的就是在外陰部，或是手術疤痕、肺部、肚臍、鼻中等處出現。

腹膜產生子宮內膜症，該處出血時腹膜黏連，具有使病變不會擴張的力量。覆蓋在腸外側的腹膜和覆蓋子宮的腹膜也會黏連在一起。反覆出血時，膀胱和子宮間形成黏連。輸卵管或卵巢的骨盆中和腹膜也會引起黏連。

為了避免這種情況，在初期覺得「月經痛好像逐漸增強」時，就要儘早接受醫生診治。

某位患者的外陰部不斷膨脹，裏面出現淡葡萄色患部，不久後縮小，這種情況反覆出現。這個部位就好像是餐巾的角附近，這個刺激使得淋巴腺腫脹。在月經前症狀非常嚴重，檢查後發現是子宮內膜症。接著外陰部皮下的子宮內膜組織，配合月經週期在排卵後隆起，到了月經前隆起到最高的程度，不久後血液被體內吸收，因此腫脹也會消退。

此外，子宮內膜症蔓延到肺中的人，每當月經時就會出現痰，而且其中摻雜血液。肺的內腔、子宮內膜組織增殖出血，因此痰和血液經由呼吸道排出體外。

像這種例子非常罕見。但是當身體異常時，必須思考是不是在月經時出現變化，所以一併為各位介紹這些例子。

不光是子宮內膜症，身體感覺異常、疼痛或是腫脹等，是否與月經週期有關，一定要分辨這一些，就可以掌握發現疾病的線索。換言之，隨時掌握自己的月經週期也非常重要。

過了三十歲後仍然出現強烈的月經痛大都是子宮肌瘤引起的

青春期出現的月經痛大都是荷爾蒙功能不足所造成的，隨著年齡增長、身體成熟，荷爾蒙的功能也成熟，月經痛就停止了。

如果疼痛逐漸增強，即使服用和以往相同的鎮痛劑，仍然無法產生效果時，表示腹部可能發生什麼問題。二十歲層時可能是子宮內膜症，三十歲以後則可能是子宮肌瘤。

大家可能都聽過子宮肌瘤這個病名。所謂子宮肌瘤，就是在子宮形成良性腫瘤，好像硬的瘤一樣，子宮肌腫不只一個，大都出現複數個，因肌瘤形成場所加以分類。

子宮肌層外側形成的，稱為漿膜下宮肌瘤，例如腫瘤增大，但是幾乎不會出現症狀。在子宮肌層中出現大型的肌瘤，稱為肌層內肌瘤，造成經血增加、月經痛增強等症狀。形成於子宮內側，朝向子宮內腔增大的，稱為黏膜下肌瘤。黏膜下肌瘤形成之後，即使是小肌瘤，也會造成過多月經。

總之，子宮肌瘤是良性腫瘤，不會立刻對身體造成害處。事實上，三十歲層女性大約百分之二十，也就是說五人中有一人產生子宮肌瘤。到了四十歲層以上時，大約為百分之三十～四十，也就是說三人中有一人產生子宮肌瘤。

雖然子宮肌瘤發生的比率這麼高，但是很多人都不知道它的存在，或是即使知道產生子宮肌瘤，但覺得對日常生活不會造成特別的問題。

不過，子宮肌瘤依形成的場所不同，或是增大到壓迫周圍組織時就會造成問題。平常用手觸摸骨盆內的下腹部時，觸摸不到子宮肌瘤，但是，一旦增大之後用手就可以觸摸到。子宮肌瘤可能會使月經痛增強，這時就屬於器質性原因造成的月經痛，也就是月經困難症。

通常在月經之前，藉著荷爾蒙的作用，子宮會增大如懷孕初期般大，但是如果子宮內形成大的肌瘤時，則子宮會整個增大而壓迫周圍的組織。可能引起腰痛等症狀。肌瘤如果位於阻礙經血的通道位置，則疼痛更強烈。

二十歲層後月經痛應該減輕，但是如果過了三十歲，又開始出現如同青春期經歷過的強烈月經痛，前往醫院檢查，結果發現子宮肌瘤的例子也不少。

子宮位置挪移而引起的疼痛

子宮的位置因人而異，有若干不同。如果將身體視為一條直的軸，子宮可以分為朝軸前側傾斜、直的、或是朝後側骨盆傾斜三種。最常見的是前傾，也就是子宮前傾前屈。相反的，如果往後傾，就是後傾後屈的子宮。如果後屈傾斜的方式較強烈時，就會成為月經痛的原因。

例如，在跑道上奔馳時，如果跑道是直的，則跑起來很輕鬆；如果跑道有彎度，就會產生抵抗感而不容易跑。所以當經血從子宮流到陰道時，如果遇到彎道就很難流通。

此外，月經之前子宮會增大如懷孕初期般大，當子宮前屈時就沒有問題，如果後屈強烈時，在骨盆內壓迫周圍的血管，使得血液循環不順暢而產生苦重感。如果壓迫神經就會產生疼痛。

十年前認為子宮後屈（子宮後傾後屈症）是非常可怕的疾病。這是因為過去還沒有有效的藥物可治療子宮感染症，子宮後屈

子宮後傾後屈症

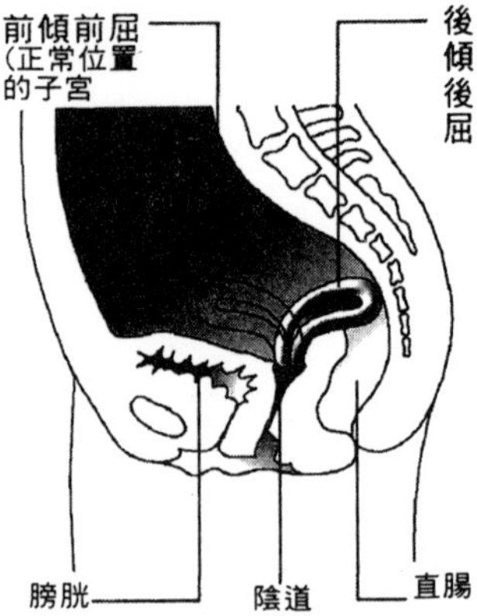

表示子宮挪移到容易與周圍組織黏連的位置，因此非常可怕。當時認為「子宮後屈等於感染症造成黏連性後屈」。但是，現在不再出現因為這種黏連而造成的子宮後屈，將其視為不孕症原因的人也減少了。

所以，我會對後屈的人說：「就把它當成一種癖性，不會黏連，不用特別擔心，可以觀察情況。」如果疼痛就服用鎮痛劑，不服用也無妨。如果因為瘀血而產生苦重感時，可以藉著月經痛體操等活動身體，使血液循環順暢，利用這些方法處理，就可以和月經好好相處了。

除了子宮後屈之外，也可能因為其他子宮位置原因而引起月經痛。

一位因月經痛強烈而前來接受診察的中學生說：「腹部右側每次都很痛。」做**超音波檢查**觀察子宮的狀況，發現沒有異常的狀態下子宮往右傾，仔細一看原來曾經進行**闌尾炎**手術。

超音波檢查

利用耳朵聽不到的周波數較高的音波（超音波），朝向身體內部發信，而折返回來的音波經由畫像處理，可以檢查臟器的狀態，對身體不會造成任何負擔的檢查法。

闌尾炎

在盲腸的前端闌尾這種附屬器官引起發炎的症狀，稱為闌尾炎。會產生激烈的右腹痛，可利用抗生素抑制發炎，或是動手術切除闌尾，也就是一般所說的「盲腸」。

輸卵管炎

因為細菌或病毒等病原體的感染，而使輸卵管發炎的症狀。會產生下腹部劇痛和發燒現象，服用抗生素或有時必須動手術治療。

手術後腹部的腹膜拉扯到輸卵管等，因此子宮傾斜。傾斜強烈時，基於先前敘述的子宮後屈的理由，經血不容易流通，由於刺激、壓迫周圍的組織而引起月經痛。

此外，因**輸卵管炎**、輸卵管囊瘤或子宮肌瘤等手術後，造成與周圍組織黏連，使得子宮的位置改變，也會引起強烈月經痛。這些都包括在器質性月經痛、月經困難症中。

●關於月經週期的問題

下次月經一直沒來

先前為各位介紹伴隨月經的疼痛等異常，接下來介紹月經週期異常。

一位就讀小學高年級的女孩，在母親的陪同下來到我的診察室。母親很擔心的訴說女兒月經週期異常的情況。

「醫生，這孩子初經過了半年多後，下一次月經一直沒有來，沒什麼問題吧！」感到很擔心。

「初經之後下一次月經能夠立刻順利來的人只有百分之三十～四十。大約百分之五十的人，在初經後在四～五年內月經週期都不固定，如果沒有什麼特殊的疾病，可以觀察一陣子。」我對她們說明之後，才使她們安心。

月經週期是由卵巢荷爾蒙功能決定的。擁有規律的週期、反覆出現月經，必須卵巢或刺激卵巢的荷爾蒙充分發揮作用才行。初經開始後必須經過一段時間才能擁有規則的週期。如果身體無特別異常的狀態，就不用太擔心，因為週期會慢慢固定。

問題在於原本順利的月經週期突然紊亂時，這種情況就是所謂的月經不順。

當然，幾乎很少有人每個月都同一時間開始及結束月經。大約會差幾天。也會因當時的體調或精神狀態、壓力等，而造成不正常。但是，如果月經好幾個月都沒有來，或是隔一個月才來一次時，最好接受醫生診察。

就醫學上的定義而言，月經週期在三十九日以上，未滿三個月者稱為稀發月經。如果三個月以上都無月經者，稱為續發性無月經。稀發月經會進行為續發性無月經。也許有人會說：「沒有月經很輕鬆啊！」但這是一種月經異常，必須儘早去看醫生，進行適當的處置。

為什麼不能放任不管呢？

月經不順大都是荷爾蒙平衡失調造成的。月經是經由非常複雜的荷爾蒙作用，每個月反覆出現（參考七十五頁）。

腦下垂體和卵巢藉著荷爾蒙的指令而互通往來，藉著敏感的感受到指令而產生反應，進行排卵、子宮內膜增厚、剝落。但是當月經不順，也就是荷爾蒙平衡失調狀態長期持續時，這些反應器會生鏽、感度會遲鈍。如果無月經長期持續時，未使用的卵巢和子宮就無法發揮作用，將來有可能成為不孕的原因。所以，必須儘早恢復月經的順暢，荷爾蒙的反應系、卵巢和子宮本身都充分發揮作用，這一點非常重要。

腦下垂體
在腦底部、間腦的一部分丘腦下部垂掛下來的臟器，大小如小指尖般大，會分泌刺激性腺、副腎皮質、甲狀腺等荷爾蒙的重要器管，由丘腦下部控制。

此外，甲狀腺機能異常或糖尿病、壓力等其他疾病出現時，也可能導致與卵巢有關的荷爾蒙平衡失調。

除了月經時期以外也會出血

前一個例子，是月經的期間較長的問題。不過也有月經期間較短，或是月經週期不定的例子。這些也算是月經不順的症狀，原因與先前的例子相同，月經開始的數年內，卵巢機能不成熟會引起這種症狀，也就是荷爾蒙平衡失調。而原本正常月經週期之後出現的月經不順，則有各種原因。月經週期在二十四天以下稱為頻發月經。

偶爾有患者到我的診察室對我說：「距離月經來的時間還太早，可是卻有出血現象。」像這種並非月經週期出現的出血，稱為不正常出血。

上了年紀的女性除了卵巢機能不全之外，可能罹患**子宮癌**、**頸管瘜肉**或**陰道部糜爛**等。如果是年輕女性，則可能由於卵巢機

子宮癌

分為接近陰道的子宮頸部所形成的子宮頸癌，以及在深處的子宮體部形成的子宮體癌。日本百分之八十～九十的子宮癌都是子宮頸癌。從三十歲層開始增加。子宮體癌則從四十歲層開始增加。

頸管瘜肉

子宮頸管瘜肉。也就是子宮頸部的黏膜一部分增殖，出現如米粒般大的蕈狀物，從子宮口垂掛下來，為良性瘜肉。可以經由門診輕易去除。

陰道部糜爛

子宮陰道部糜爛。成熟期的女性五人中會有一人出現。子宮頸管的黏膜露出到陰道，看起來好像糜爛

。如果產生白帶或是性交時出血等，對日常生活造成阻礙時，可以利用雷射方式燒灼，或是用乾冰凍結的方法處置。

卵泡

女性出生時，卵巢中就有五十萬個被原始卵泡包住的卵子。到了青春期時，藉著促性腺激素的作用，原始卵泡在十四天內變成成熟卵泡，放出卵子（排卵）。而這段期間卵泡會分泌卵泡素。

黃體素

排卵結束後的卵泡變成好像煮過的蛋黃般的黃體，在十四天的壽命期間內分泌黃體素與卵泡素。黃體素會在增殖的子宮內膜內儲存分泌物，形成受

能不全而引起月經不順。

卵巢如果不夠成熟，則月經週期流程之**卵泡**成熟、排卵、卵泡素、**黃體素**分泌無法正確、規律的進行。例如，卵泡成熟途中可能沒有排卵而停止成長，形成閉鎖卵泡的狀態，這時荷爾蒙少量分泌就停止，或是只分泌一點點就停止，導致流程不均衡。這種狀態如果出現大的荷爾蒙變動時，子宮增殖途中黏膜無法支撐，造成表面剝落，就會流出少量的經血。

不正常的出血中，有的包括在正常範圍內。例如，排卵期出血。這種正好在月經與月經中間的排卵期時引起的出血，只有少量出血，這是由於卵泡成熟的過程中，荷爾蒙分泌量暫時減少時，無法支撐子宮內膜而引起的出血。

排卵期出血不需要擔心，不過必須分辨是否真的是排卵期出血，或是雖然和排卵時期重複，卻是其他的不正常出血。所以，最好測量基礎體溫，確認排卵期。

精卵容易著床的狀態。如果懷孕的話，黃體的壽命會延續下去，持續分泌黃體素，幫助懷孕持續下去。此外，黃體素具有使體溫上升的作用，因此排卵後基礎體溫會上升。

過度減肥導致月經停止

近年來增加的問題是因體重急速減少而伴隨的月經不順。以青春期的女孩到二十歲層的年輕女性較常見。大部分例子是從月經不順逐漸變成無月經。

我的診療室中曾有許多這種症狀的人。

體重急速減輕為什麼與月經有關呢？人類為了生存必須攝取食物，從中獲取能量。但是，無法攝取足夠食物而能量不足時，身體會如何處理呢？

首先將能量送到必須維持生命的場所，也就是腦、心、肺、肝、腎等部位。當這些內臟無法發揮作用時，人類就無法生存。這也正是導致卵巢等生殖器官能量不足的原因。身體首先考慮維持生命，然後再維持生殖機能。因此，當生殖器官無法發揮原有的作用時，就會導致月經偶爾停止。

反過來說，如果適當攝取食物，身體得到足夠的能量，卵巢等生殖器官恢復原先的功能時，月經會再度開始。但是如果期間拖太長時，持續月經不順或是無月經狀態，則如先前敘述的荷爾蒙的反應系生鏽，造成感度遲鈍、卵巢和子宮萎縮，這時即使有足夠的能量送達生殖器，但是卻無法像以前一樣發揮作用了。因此必須儘早和醫生商量，接受適當的指導和處置。

像這種因體重急速減少造成的無月經，又可分為單純性體重減少性無月經與神經性食慾不振症，有時無法清楚區別。

單純性體重減少性無月經的原因，大都是因急速減肥，而其關鍵是為了美容的目的而減肥，或因為心儀的男孩喜歡比較瘦的女孩而減肥，或想在馬拉松或新體操等消耗度激烈，對低體重者較有利的運動中獲勝而減肥。再加上壓力因素，也會加速體重減輕。

例如，準備考試、成績、朋友關係、被欺負、與老師的關係、早自習練習，或是下課後參加吃重的社團活動，在社團活動中的人際關係、工作場所的人際關係、對工作不滿、失戀、親子關係、兄弟姐妹的關係、父母失和……等，各種壓力圍繞在日常活中。這些壓力也會成為後述的拒食、過食等心理問題的原因。

此外，大眾傳播媒體不斷進行「苗條就是美」等錯誤宣傳。使許多人產生「減肥願望」這種傾向。很多擁有「減肥願望」的女孩或女性幾乎都是在標準體以下，屬於不需要減肥的人。

過食或拒食導致體重減少和無月經

神經性食慾不振症和體重減少性無月經一樣，同樣會因為**飲食行動異常**，造成體重減少。包括「拒食」和「過食」。「拒食」就是拒絕吃東西，導致營養攝取量極端減少，體重不斷減少。「過食」則是大量的吃，吃得飽飽的，但是，只吃營養偏差的食物，結果造成無法攝取均衡營養而消瘦，或是大量吃東西後吐出來，然後再吃、再吐。也就是營養無法攝取到體內而消瘦的人。外表上看起來與普通人一樣。

神經性食慾不振症的體重減少與無月經的意義，和單純性體

飲食行動異常

攝取食物的方式不算是正常狀態，包括拒食與過食。

重減少性無月經類似。但是飲食行動異常，即使拚命瘦下來，對她們而言好像是可喜的現象，所以她們無法自覺自己的身體出現異常狀態。此外，根本原因在於心理問題，許多人經常忽略這一點。很少人能夠自覺自己的心理問題。

心理問題有很多，例如，精神上無法自立的母親。或是自私的母親所培養的女兒，認為「不想像母親一樣↓不想成為成熟的大人，還想像孩子一樣」。有時看到肥胖的母親，不希望自己像母親那麼胖，因此不吃東西，或是不希望成長。對女兒而言，母親是身邊的「大人典範」。如果父母平常爭吵，子女覺得夾在中間很痛苦，希望父母把關心的焦點集中在自己身上。或是有的孩子想藉此阻止父母離婚，但像這樣的孩子在父母離婚後反而覺得心情愉快不少，病情也逐漸減輕。

此外，自己在姐妹間有自卑感，或是希望父母將情愛灌注在自己身上，而造成飲食行動異常，因此消瘦。或是因為工作場所和學校的人際關係壓力等，有各種不同的原因。

母原病

母親的過保護或過干涉等，成為一種無言的訊息而引發身心症，稱為母原病。

過去認為這是一種**母原病**，但事實上並不見得如此。有人說可能是腦部出現某種器質性缺陷。總之，家庭問題會投影在孩子身上，造成飲食行動異常。

基於這個特徵，單純性體重減少性無月經比較容易治癒，而神經性食慾不振症則很難治癒。此外，容易出現神經性食慾不振症者，大都是完美主義者。性格上要求完美、成績優秀，大都是「好孩子」。吃了吐、吐了再吃的「過食」者，可能對自己非常嫌惡，呈現憂鬱狀態，將食物吐出來，似乎就在表示想要吐出「討厭的自己」。

體重急速減少造成的無月經，可以藉著攝取營養均衡的飲食，使體重增加之後，則症狀自然痊癒。但要到達能夠吃東西的地步，過程恐怕非常辛苦。

如果投予荷爾蒙劑，雖然能夠引起月經，但是並非由自己的卵巢發揮作用，所以，一定要先解決根本的心理問題，改善腦的中樞、卵巢、子宮的作用，才能真正改善症狀。

治療神經性食慾不振症時，一定要掌握飲食行動異常的關鍵及原因，以心理治療為主。因此，婦產科醫生必須多花點時間，努力傾聽患者的敘述。必要時可以接受心理醫生的諮商，或是藉助**心療內科**、精神科、內科的幫忙。這時父母、兄弟姐妹等全家人的理解和協助是不可或缺的。同時也要尋求朋友以及學校老師、工作場所同事的理解。

家人覺得很痛苦，但最痛苦的卻是本人。就好像進入一個黑暗的隧道一樣，雖然看到出口的燈，但是，有些人的隧道又深又寬，或是非常曲折。不過，只要努力，還是能走出隧道。

心療內科　包括精神的照顧在內，進行診斷及治療的內科。

過去體重減少的夢魘一直存在

引起月經不順或無月經原因，有時不是現在發生的，可能是因為過去發生的事情造成的。對於掌管月經重要的腦中樞就好像被烙上烙印一樣，過去發生的荷爾蒙平衡失調狀態，留在記憶中無法消失。

一位年輕的上班女性到我的診察室對我說：「現在考慮結婚，但是月經不順，這樣是不是不能結婚呢？」我問她：「什麼時候開始不順呢？」她回答：「大概二～三年前開始出現有時有、有時沒有月經。」「喔！那麼當時是不是體調不好或有壓力，體重是否減輕？有沒有什麼奇怪的事呢？」「沒什麼啦，不過……」，她看起來好像很健康，體重非常平衡。

「有沒有減肥呢？」「沒有。」「那麼，沒有減肥，體重應該不會突然減輕囉。」「嗯，好像有喔。」她回憶以往的情況時，告訴我以下的內容。

三年前就職，最初每天都非常緊張，在緊張的忙碌中有時吃午餐、有時不吃。晚上也沒有辦法好好吃一餐，仍然要加班。必須花一個半小時通勤，回到家後已經十一點了。這時如果吃晚餐覺得胃不舒服，因此就不吃了。

非常疲累，當時是愛漂亮的年齡，還是會洗澡、清洗長髮，將頭髮捲上卷子，最後才睡覺。早上在快要遲到的時間才起床，不吃早餐就奪門而出。持續過著這種充滿壓力的生活，體重逐漸減輕而變成無月經。後來發現這種情況之後與上司商量，儘量減少加班，體重慢慢恢復，月經也開始了。

後來完全恢復元氣，因此，她自己都忘記這種狀態。可是無月經使得荷爾蒙平衡的失調狀態，卻記憶在體內的腦中樞，後來一直持續月經不順的型態，反覆不平衡的狀態。

某位精神科醫生聽到患者的敘述時，會對她說：「不光是現在發生的事情，也必須詢問過去發生的事情，才能找出原因來。」會影響生活、精神、健康造成影響的，包括學校及工作場所的問題、家人問題、失戀、考試、就職、或是寵物死亡等各種情況。換言之，對於會造成各種影響的荷爾蒙平衡失調狀態，必須儘早治癒，避免記憶深植於腦中樞，這一點非常重要。

出現乳汁無月經的例子

腦中樞是掌管月經重要場所。非常纖細，所以受到精神壓力或是一些刺激時，將排卵或月經指令送達卵巢等的命令系，就無法充分發揮作用。

因為月經不順而煩惱的大學一年級學生，在入學之後的健康診斷中，接受學校的指導而到我這裏接受診察。

詢問之下，發現她在中學時開始月經不順。回顧當時的情形，無法想起來成為原因的壓力及體重減少的問題。現在進入理想的大學就讀，精神方面非常充實，充滿元氣的對我說：「沒有壓力，也沒有減肥。」

「那麼，請妳讓我檢查一下身體。」請她脫下罩衫。檢查之後發現出現乳汁。「咦，什麼時候出現的？」我感到很驚訝。「中學時就出現啦！」「妳和媽媽都不管這種狀況嗎？」我感到更驚訝。

趕緊為她測量血液中的**催乳激素**（乳汁分泌荷爾蒙），數值非常高，屬於高催乳激素血症。催乳激素會對於產後母親的乳腺發揮作用，以產生乳汁為主要工作。因此，如果沒有懷孕或生產

催乳激素

乳汁分泌荷爾蒙，從懷孕初期開始分泌量慢慢增加，產後分泌量會大量增加，因此乳房腫脹、出現乳汁。催乳激素大量分泌的期間沒有月經。

，催乳激素數值很高，則表示分泌催乳激素的場所有些異常。

分泌催乳激素的場所在腦的中樞、腦下垂體，這裏是分泌會對卵巢等發揮作用的**促性腺激素**的場所。這兩種荷爾蒙當中，如果有一種分泌較多，另外一邊的機能就會減弱，或是無法分泌。因此，高催乳激素血症是，如果不是在產後大量分泌催乳激素時，就會造成促性腺激素分泌減少，結果分泌乳汁而月經卻停止，或是出現不順的現象。

原因可能是腦下垂體產生腫瘤，或是服用胃腸藥或鎮定劑等提高催乳激素分泌作用的藥物，而形成一種副作用。結果發現患者的腦下垂體產生腫瘤，服用藥物進行治療。腫瘤太大時就必須動手術，這時可以採取從前齒的牙齦上部切除腫瘤的手術方法，可立刻恢復元氣。此外，如果是藥物原因造成的，只要停止服用藥物，就能恢復原狀。

反過來說，注意有沒有月經，也有助於早期發現腦腫瘤。

由高催乳激素血症或是藥物副作用所引起的例子較少。

促性腺激素

由腦下垂體分泌，會對卵巢發揮作用，使卵泡成熟的卵泡刺激素，以及引起排卵的促黃體素。

進行墮胎手術之後無月經

先前介紹腦的中樞出現一些問題，導致月經不順或是無月經的例子。此外，還可能因為子宮或卵巢本身的問題而導致月經不順或無月經。

某位女性因為流產而將子宮內完全搔刮乾淨之後，月經卻沒有來，而到我的診察室看診。除此之外沒什麼其他問題，因此為她進行內診。將細小的管子插入子宮中移動時，連手都感覺到內腔啪的剝落了。

也就是說，前一次動手術搔刮時子宮內膜受傷，這個部分自然黏連。剝落之後荷爾蒙功能順暢，能夠順暢排卵，後來子宮內膜增殖，受傷部分也修復、月經再來。不久之後懷孕，生下了健康寶寶。她是因為最近才發生黏連，所以能輕易剝落。可是如果經過一段較長的時間，黏連就很難恢復原狀。所以，還是要儘早接受診察與處置。

阿夏曼症候群
在墮胎以及流產後的處置，由於搔刮過度而引起的子宮內膜受傷，子宮腔黏連而出現的過少月經或無月經等的症狀。

同樣的例子，流產之後不光是搔刮，甚至在墮胎時也會出現這種情況。這是因為子宮內膜非常纖細，這些症狀稱為**阿夏曼症候群**。

●月經前的問題

月經前很想睡

女性的身體會配合月經週期經常產生變化。除了月經時以外，也會產生一些問題。

其中較常見的是月經前症候群（月經前緊張症）。發生於月經前十天到幾天前，在月經開始之後自然消失，症狀會減輕。有各種不同的症狀，根據我自己的經驗就是很想睡。

我在月經前非常想睡。學生時代必須用功讀書，但是很想睡覺，因此感到很煩惱。「一次月經大約持續二～三天想睡狀態，一年有十二次月經，也就是說一年中有三十六天不能用功。在這段期間內男學生都能用功，真是不公平」。

但是，最近聽某位男醫生說「當妳焦躁自己輸給男學生」時，男學生正和猛烈的性慾搏鬥著。

的確，從青春期到青年期的男性，對於性慾或是性的好奇心比女性更為旺盛。「我們為了不輸給性的誘惑可說是非常辛苦。」男醫生對我這樣說。

於是他說「不論男人或女人都很辛苦呢！」我回答「女性只有月經週期來的時候才辛苦，男性則必須經常搏鬥，更辛苦喔！」二人說完以後相視大笑。

想睡的真相在於黃體素（黃體酮）。一旦排卵時黃體素開始分泌，這個時期就在月經開始前。黃體素在懷孕初期開始分泌，是為了讓懷孕持續下去必要的荷爾蒙，因此具有某種鎮定作用。懷孕初期的孕婦如果過於興奮而到處跑跳可就糟糕了，所以必須穩重的過日子，也許會想睡。

此外，黃體素還有其他的影響。

月經前身體浮腫、焦躁

某位主婦和我商量月經不順的問題。我根據症狀判斷，開黃體素當作治療藥。等她下一次診察時，她說：「月經前身體浮腫，感到很困惑。」

黃體素具有貯存水分的作用，因此會出現浮腫的現象，使得靴子穿起來覺得太緊、體重增加、尿量減少等症狀都會出現。我對她說明後還說：「妳的症狀一定要接受這種治療，下個月還必須服用這種黃體素的藥。為了防止水分貯存，儘量減少鹽分較多的食物。」她說「好，我知道」就回去了。

到了下一個月她前來看診時說：「這個月不再浮腫了。」我問她：「為什麼呢？」她回答：「事實上，我很喜歡吃醃漬菜，每次都吃一大碗。但是不再吃之後就不會浮腫了，而且排尿順暢。」如此一來，當然會出現浮腫。

當我指導孕婦時，會告訴她們：「浮腫出現時，必須限制鹽分的攝取。」這的確是很有道理的做法。

荷爾蒙對乳房發揮作用，乳腺發育時，整個乳房會腫脹，產生乳房痛。

荷爾蒙會對全身發揮作用，對於腦也會造成影響。因此，焦躁、易怒、不平靜等精神症狀都會出現。

某位研究所的學生來看我時，對我訴說一些精神症狀。當她訴說中說到自己的戀人時。「妳和戀人約會時會焦躁嗎？」「月經前焦躁時就無法約會囉！」「但是他說很想見妳，妳會出去嗎？」「會的。」「那時情況如何呢？」「老實說，不像平常那麼焦躁了。」「那麼我認為妳的焦躁精神影響比較大喔！」

所以，在下一次月經之前，她覺得「有點奇怪」時，就會牽狗出去散步，以這樣的方式轉換心情，變得很輕鬆。

可能因為這位女研究生要寫報告、努力用功，所以覺得很辛苦，再加上出現月經前症候群，就覺得更痛苦了。

如果什麼事情都歸咎於「精神造成影響」，也是問題，但情緒的確非常重要。

所以有戀人或丈夫的人，必須知道女性在月經前會焦躁，如果還是與她爭吵，恐怕焦躁就會增大。這時妳可以對他說：「在月經前我都這樣子的，我也沒辦法，身體就是這樣嘛，妳要好好的對我喔。」請對方了解就可以了。

●月經一直沒有開始

到了十八歲月經仍然沒有開始

現在國內女性迎向初經的平均年齡約為十二～十三歲。到了十五歲，大部分的女性就已經迎向初經期。十六歲以後才迎向初經稱為遲發月經，醫學上視為是一種月經異常。但是只比周遭的女孩稍晚一點，只要月經能好好開始，就沒有問題了。

但是，如果到了十八歲初經仍然沒有來，就表示是一種異常，稱為原發性無月經，非常罕見，卻是重要的問題，所以要說明一下。

原發性無月經大致分為表面無月經、單純子宮性無月經、染色體異常造成的無月經和酵素異常造成的無月經等。

首先，就是表面無月經，即指雖然有月經，可是經血的通道，也就是子宮頸管或陰道的形狀先天封閉。陰道與子宮的關係，就好像是在衛生紙的捲筒上擺個電燈燈泡一樣，表面上無月經就是這個捲筒被壓扁或是在中途形成膜，相當於電燈泡金屬部分的子宮頸管中途被阻塞。請各位想像這種情況，一旦出現這種障礙物時，經血當然流不出來。

就我的治療例子而言，有個女孩說：「月經沒有開始，但每個月都會覺得肚子很痛。」觸摸肚子，發現在恥骨稍上方附近腫脹。經由內診發現陰道阻塞，因此進行痲醉，利用手術刀切開阻塞的部分，月經血就流出來了。

患者每個月子宮內膜的出血積存在子宮中，無法流出，因此腹部疼痛，子宮周圍腫脹如瘤一般，但在更小時出血量較少，所以分解的內膜等被吸收，所以一直沒有察覺到異常的現象。

單純子宮性無月經則包括先天的子宮缺損（沒有子宮的狀態），或是胎兒期、嬰幼兒期的感染造成子宮內膜黏連。這時即使卵巢能充分發揮作用，但遺憾的是，也無法誘發月經。

染色體異常狀況，若是女性應該是XX**染色體**，可能變成XO、XY等。雖有陰道，但無子宮、沒有卵巢，有精巢（睪丸）。或是有卵巢和子宮，但只不過是疤痕的程度而已。因情況不同，有些雖然能夠產生月經，卻無法懷孕，有的不能夠誘發月經。所以對於女性而言與她的生存有關，屬於非常嚴重的問題。

一位非常漂亮、身材高眺、被視為是女性的人，接受診察，結果發現染色體是XY，在腹腔內有睪丸。具有如女性體型的特徵，可以和男朋友進行性行為。但這是因為來自睪丸的男性荷爾蒙製造出大量的女性荷爾蒙所致。

酵素異常，則是染色體和性器官本身無異常，但荷爾蒙合成所需的酵素不足的例子。例如，副腎性器症候群，卵巢所分泌的

染色體

基因的集合體因為容易被色素染色，所以稱為染色體。

人的染色體有四十六條，存在於六十兆個細胞核中。男女共通的常染色體有四十四條，二條為性染色體，都是兩兩成對。女性是XX、男性是XY，一條來自父親、一條來自母親，負責親子間的遺傳任務。

陰核

也稱為陰蒂。前端如男性陰莖的龜頭，同樣有陰核龜頭及包皮。會因性而興奮，加入刺激時會變硬，出現勃起現象。（參考七十一頁）

女性荷爾蒙比由副腎分泌的男性荷爾蒙更少，因此**陰核**（陰蒂）肥大、聲音低沈、會長鬍鬚，出現男性化特徵，月經也不會開始。但是如果能早期發現，經由荷爾蒙療法等進行適當處理，就能誘發月經，這樣就能懷孕、生產。

此外，在續發性無月經處為各位介紹過的神經性食慾不振症，應該是迎向初經來臨的青春期，但是隨著年齡持續增加月經卻沒有開始。

某位患者從孩提時代，不知道為什麼就一心想要「想瘦下來、想瘦下來」，因此對於食物的喜好非常怪異，而且可能因為母親一直病弱纏身，所以沒有注意她。為了引起母親的關心，所以從青春期的初期開始就出現「拒食」行動。

高中中途輟學，無法結交朋友，自己一個人與家庭狀況、自己的身體和情緒搏鬥。十九歲之前初經還是沒有來，但是外表非常美麗，擁有女性的性徵。也就是說能夠充分分泌女性荷爾蒙。

於是投予荷爾蒙劑，月經立刻來了。一直在不平衡狀態之下無法充分發揮作用的與月經有關的荷爾蒙，藉著藥物刺激開始原來的工作。而她和父母對於月經的開始感到非常高興，心裏的不平衡也稍微改善了。

但是，對於食物還是非常執著，對於家人及社會的適應還是有抵抗感。她還在深長的隧道中摸索。想要解決問題，必須全家人共同努力，朝向隧道的出口、朝向燈的方向前進。

尤其是母親，還有支持母親的父親的存在也很重要，最好的特效藥就是有要好的戀人，或者是能讓她敞開心扉的人，遇到能夠體貼別人的伴侶。

第二章 ♥♥ 了解月經的構造

外性器與內性器

女性從青春期到更年期大約四十年的歲月，每個月都必須應付月經。引起月經的構造非常複雜、精巧而且偉大，同時在複雜、精巧之餘，會因為些許的刺激或打擊而失去平衡，容易產生問題，真是非常纖細。想好好和月經相處，了解月經的基本構造應該也是重點。

為了充分了解月經的構造，首先說明引起月經直接的「場」，也就是外性器與內性器。

外性器，就是一般所說的外陰部，也就是在雙腿間、手能碰觸到，用手掌能夠遮住的範圍。位於從骨盆外部朝向內部的一連串器官。而內性器，則是指從外性器朝向身體內部一連串位於骨盆內側的器官。

外性器的各器官，從身體前面朝向肛門看的話，分別是恥丘、大陰唇、小陰唇、陰核（陰蒂）、尿道口、陰道口，與會陰相連。

外性器

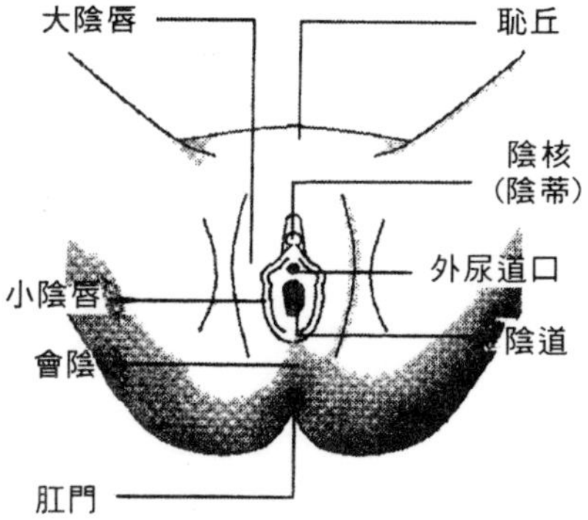

恥丘在恥骨上方的部分，皮下脂肪較多、稍微隆起，到了青春期時會長陰毛。

大陰唇則是在恥丘下到會陰處，覆蓋小陰唇的外側，含有豐富的皮下脂肪，隆起到皮膚長陰毛的高度，具有保護尿道口和陰道口的作用。

小陰唇在前方好像包住陰蒂似的相連，後方則到會陰處左右相連。小陰唇如黏膜一般薄，是伸展性極佳的皮膚皺襞。外面帶有黑色、內面為淡紅色，顏色的深淺因人而異，各有不同。大小方面，有的大到突出於大陰唇之外，有的則很小。有的左右大小相同、有的則顯著不同。就好像男孩會因為陰莖的大小而煩惱一樣，女孩也會因小陰唇的大小、顏色、形狀等而心想「是不是和別人不一樣呢？」「是不是畸形呢？」「能不能結婚呢？」而感到煩惱。但是，正如同每個人的臉和身體都不一樣，外性器也是每個人都不一樣。

陰核（陰蒂）在尿道口稍上方，就在小陰唇前端，相當於男性的陰莖（陰莖龜頭）的部分，大小也有個人差。

尿道口則在陰蒂下方，是尿的排泄口。

陰道口在尿道口稍下方，朝向陰道入口。如果以月經血的流程考慮，可說是陰道的出口。圍繞陰道口邊緣的則是處女膜。

聽到「膜」這個字，大家可能覺得它會破裂，就好像一張薄膜一樣。但實際上，陰道口的邊緣擁有具有充分伸展性的黏膜皺襞，所以即使沒有性交經驗的女性，每個月都會流出月經血，必須使用衛生棉墊。

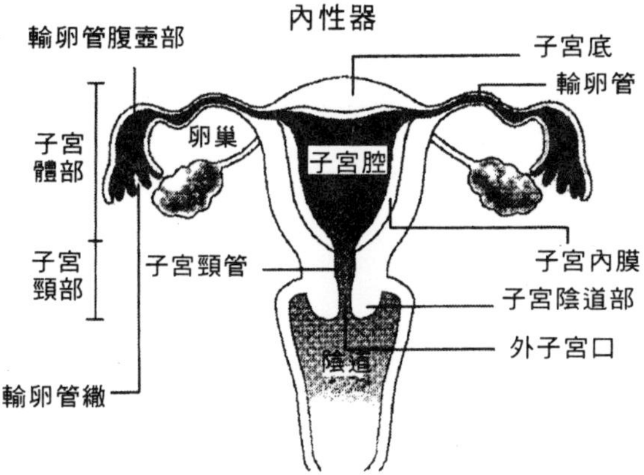

會陰，是左右的大陰唇與小陰唇相連處，開始到肛門為止的部分，皮膚很薄，不會長陰毛。

其次就是由陰道、子宮、輸卵管、卵巢構成的內性器。從陰道口開始依序朝身體內部分佈。

陰道和子宮大致形狀，在第一章曾經用好像在衛生紙捲筒上擺個電燈泡的形狀說明。在此希望各位再想想這種形狀，繼續看下去。

陰道是陰道口與子宮連結的筒狀器官。深度方面，成人女性約七~八cm，但並不像衛生紙捲筒一樣，筒的中間是寬廣的，通常內側黏膜會黏連在一起，也就是說好像衛生紙捲筒被壓扁的狀態一樣。在中間部有經血流出。如果插入衛生棉條、進行性交或是生產時，陰道會配合必要而擴展。生產時連直徑十cm左右的嬰兒頭都能夠生出來。

連接陰道上部，形成如電燈泡的形狀，在上方的就是子宮。成人女性縱長約八cm、橫寬約4cm、前後約二・

五cm，懷孕時會不斷增大。距離上方三分之二的部分會縮窄，其下方部分是子宮頸部、上方部分稱為子宮體部。

以電燈泡來比喻，就是金屬部分和與其相連的細長部分為子宮頸部，相當於圓形玻璃球的部分就是子宮體部。子宮內側有子宮內膜，是由在口中和腸管內側也有的黏膜覆蓋。這個黏膜增厚、增殖、剝落而引起月經。

輸卵管是在子宮底部，也就是子宮的上部，相當於天花板的場所的左右延伸細管。成人女性長度約十～十二cm，內腔最狹窄處直徑為〇・五mm。左右前端為輸卵管繖，如花瓣般飛舞，好像撫摸其左右卵巢表面似的擴展。

子宮左右的二顆卵巢，成人女性的如鵪鶉蛋般大。此處可說是月經、懷孕、生產、停經等女性身體變化的支配源，是非常重要的場所。

女嬰出生時，卵巢中大約有五十萬個原始卵泡。原始卵泡中含有卵子，卵子的大小就好像將鉛筆芯戳在紙上時所畫出的一點

副腎皮質荷爾蒙

由副腎皮質分泌的荷爾蒙，與礦物質和醣類的代謝有關的荷爾蒙，或性荷爾蒙（男性荷爾蒙、女性荷爾蒙）等。

性腺機能與女性荷爾蒙的作用

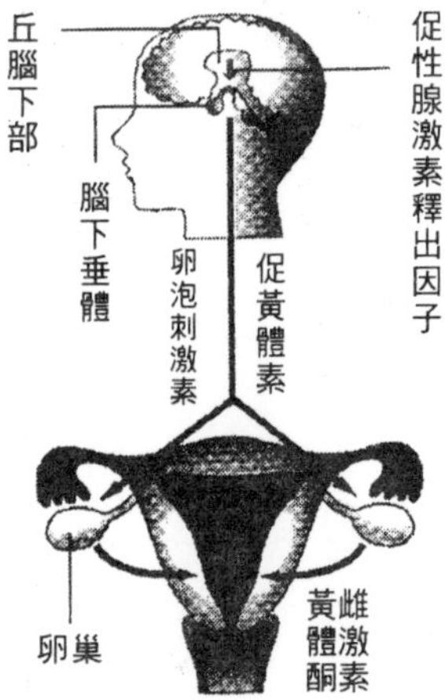

那麼大。出生後到少女期時，卵巢幾乎是在沈睡狀態，但是到了青春期後，就好像鬧鐘響起似的開始發揮作用。

荷爾蒙的作用

月經是不是由卵巢和子宮獨自的功能造成的呢？並非如此。如果只是獨自發揮作用，則無法週期性的反覆出現月經這種精巧的構造。在青春期時，讓沈睡的卵巢清醒，然後下達反覆出現月經命令的，是在腦的丘腦下部和腦下垂體。

丘腦下部是間腦的一部分，好像郵票般大小。從丘腦下部垂掛下來相連的就是腦下垂體，直徑一cm，如小指尖般大。腦下垂體的位置從身體外側來看，是在左右耳洞連結線與眉間垂直線的交叉處。兩個小器官形成控制塔命令卵巢，每個月進行月經這個重要的工作。

丘腦下部、腦下垂體這種控制塔，如何對於

成長荷爾蒙
由腦下垂體前葉分泌的荷爾蒙，能促進人體的發育、成長。

胰島素
由胰臟的胰島的β細胞分泌的荷爾蒙，對於肝臟、骨骼肌、脂肪組織等發揮作用，促進葡萄糖、氨基酸等的吸收、糖原的合成作用等。糖尿病是因為胰島素慢性不足或無法發揮作用而引起的。

腎上腺素
由副腎髓質分泌的荷爾蒙，具有使血壓上升的作用。

女性特有的荷爾蒙
事實上量較少，但女性的卵巢也會分泌一些男

距離較遠的卵巢下達命令呢？答案是藉著在血液中少量分泌的荷爾蒙來傳達。

荷爾蒙是由體內特定器官製造出來的特殊化學物質。這些化學物質只要少量分泌在血液中，立刻就會透過血管到達目的臟器或組織，使其開始發揮作用、使其停止作用、使其功能更為旺盛，或是相反的使功能減弱等。是個令人驚訝的物質。

荷爾蒙有各種不同的種類。例如，我們經常聽到的就是**副腎皮質荷爾蒙**或**成長荷爾蒙**，還有**胰島素**和**腎上腺素**都是一種荷爾蒙。這些是男女共通的。

但從月經到懷孕、生產、母乳的分泌、停經等，對於女性特有的身體系統發揮作用的，則是**女性特有的荷爾蒙**。我們就從身體上端開始說明與月經有關的荷爾蒙。

首先由丘腦下部分泌促性腺激素放出因子，命令腦下垂體分泌促性腺激素。這個促性腺激素，包括卵泡激素與促黃體素，到了青春期時會大量分泌，使原先沈睡的卵巢清醒，並命令其開始

性荷爾蒙，而男性的精巢也會分泌女性荷爾蒙。不論男女的副腎皮質都會分泌男性、女性荷爾蒙。

蠕動運動

好像蚯蚓等爬蟲在蠕動一樣，肌肉會慢慢收縮的運動，藉著這個運動可以使腸等的內容物移動。

活動的，就是卵泡激素。

開始活動的卵巢會使幾個沈睡的原始卵泡成熟，而其中一個每隔十四天，會成為直徑二十㎜的成熟卵泡。在這段期間內，從卵泡分泌到血液中的卵泡素（雌激素）到達子宮使內膜增殖，做好隨時接受受精卵的準備，也就是說為了讓受精卵能夠著床，已經準備好床。

當卵泡素分泌量達到巔峰時，丘腦下部、腦下垂體從血液中掌握到這個訊息，因此抑制卵泡素的分泌量，其他的卵泡就不會再成熟了。通常一次的月經週期只會排卵一個，就是利用荷爾蒙進行控制的緣故。

同時，腦下垂體會大量分泌促黃體素，促黃體素到達卵巢時會刺激成熟卵泡，在卵泡中的卵子會弄破卵泡飛出卵巢外，這就是排卵。卵子的大小約〇・二㎜。

卵子飛出後，剩下的卵泡壁細胞會產生黃體化的變化。這時所形成的黃體，顏色和形狀如煮過的蛋之蛋黃。黃體有十四天的

卵巢

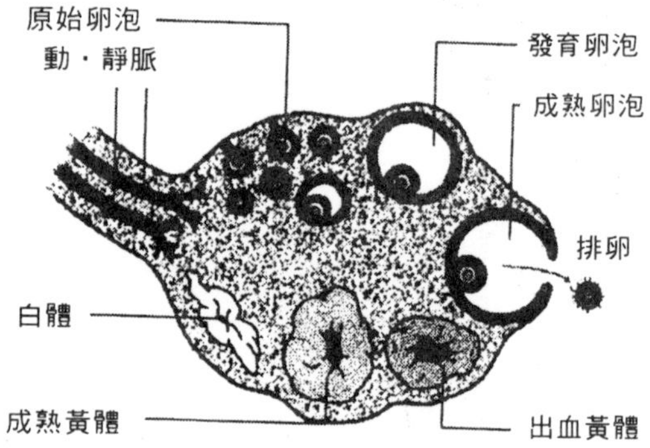

壽命，在這段期間會分泌黃體素（黃體酮）。

黃體素是藉著卵泡素的命令變厚、增殖，呈現增殖期像的子宮內膜，有很多凹凸，就好像蓬鬆的毛毯一樣柔軟。擁有足夠的血液，呈現大量分泌黏液的分泌期像狀態。這就是子宮內膜為了讓受精卵容易著床，形成已經耕種過、擁有足夠肥料的菜園一般的狀態。

由卵巢排出的卵子，由覆蓋卵巢的輸卵管繖吸入，藉著**蠕動運動**和**纖毛運動**朝著輸卵管移動。在輸卵管繖附近比較寬大的輸卵管膨大部這個部分，如果時機恰好就可以遇到精子，兩者合體而成為受精卵。受精卵花六天的時間緩慢的在輸卵管內移動最後到達子宮。然後在蓬鬆柔軟的子宮內膜順利著床發育，最後成為三二〇〇g左右的嬰兒誕生。

但是，卵子擁有受精能力是在排卵後二十四小時以內。這段期間內如果沒有遇到精子，卵子就會死亡。經由性交射入陰道中的精液為二～五mℓ，其中含有一～五億個精子。一分鐘內以一

纖毛運動

在腸等的內側，微小毛狀的細胞也就是纖毛，為了讓內容物或體液移動，而進行活動毛的運動。

白體

黃體約二週的壽命結束後會老化、變白、變小、變硬，稱為白體。

受精與受孕

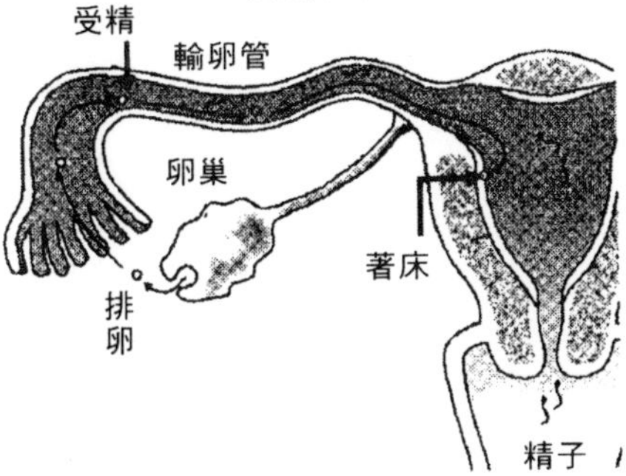

～四㎜的速度進入子宮內。從子宮口到輸卵管膨大部的距離約為二十cm，也就是說必須花一～三小時。此外，精子在射精後三～四天內具有受精能力。

卵子未受精時，厚厚的子宮內膜失去作用。而黃體只有在受精時才能延長壽命。如果沒有受精，到了十四天時就會萎縮，成為**白體**。也就是說，未受精時黃體素只能分泌十四天。

月經

黃體素、卵泡素的分泌量不斷減少，在分為基底層和機能層的子宮內膜中，只剩下基底層，機能層的部分開始剝落。同時充血的血管破裂，因此從子宮內膜出血。

剝落的內膜在其上方的分泌物（黏液）和剝離面的血液混合而成經血。由子宮通過陰道排出體外，稱為月經。

這時藉著卵巢荷爾蒙的作用，剝落的內膜會溶解，因此不會以原先的形狀排出，看起來好像是血液狀。但是如果初經剛開始不久，卵巢功能還不成熟，沒有足夠的酵素，內膜可能維持塊狀由子宮排出。但先前敘述過，沒有生產經驗的人由於子宮口狹窄，因此硬要擠出塊狀物時，子宮必須收縮，因此就會出現疼痛的狀態。

懷孕時，卵巢會形成妊娠黃體，黃體素持續分泌，所以高溫期持續二週以上。通常在二週內會下降的基礎體溫，這時會一直持續維持高溫。如果高溫持續三週的話，則可能是懷孕了。

利用基礎體溫的變化，可以分辨可能懷孕的危險期以及不可能懷孕的安全期，當成避孕方法使用。

基礎體溫與月經

吃東西、走路、工作，當身體的新陳代謝提高時，體溫會上升。因此，早上清醒時體溫較低。白天活動後，到了傍晚體溫變得很高。沒有從事活動而體溫沒有上升，或是在充分安靜後的體溫稱為基礎體溫。

基礎體溫表

排卵週期的基礎體溫(呈現低溫期、高溫期的二相性)

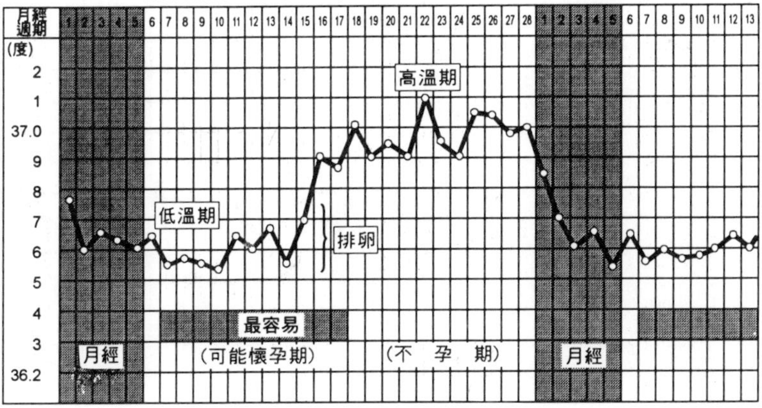

藉由測量基礎體溫，就能知道排卵是否正確進行。也就是說，可以了解卵巢的功能是否順暢。

基礎體溫的高低是女性健康的指標。出現月經問題時，帶著基礎體溫表去看婦產科醫生，就能發現問題。

在女性體內大約一個月的月經週期，藉著各種荷爾蒙的作用，進行排卵、月經等事業。荷爾蒙具有使女性基礎體溫變化的作用。

原始卵泡成熟時分泌的卵泡素，會使體溫降低。而排卵後分泌的黃體素，具有使體溫升高的作用。因此，大約一個月的月經週期內，從月經到排卵為止約二週體溫較低。而從排卵到下一次月經來之前的二週則是體溫較高的時間。

因為變化很小，所以在白天活動時無法察覺到這些些許的變化。擁有足夠睡眠之後，早上清醒時測量

無排卵性月經週期的基礎體溫(只呈現低溫期的一相性)

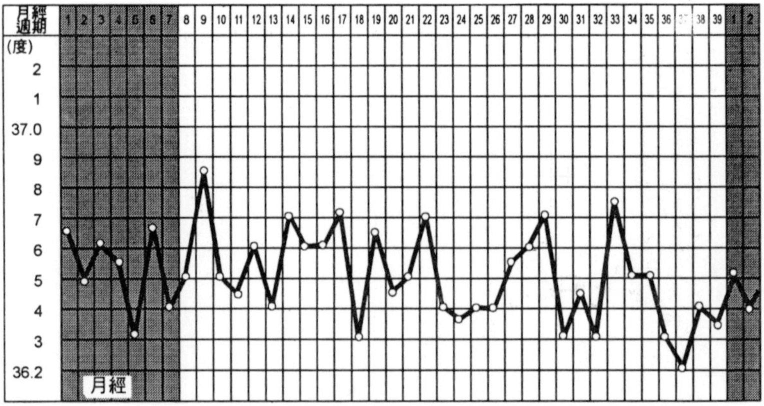

基礎體溫，就能發現溫度的變化。由體溫的變化就可以知道是否排卵。

事實上，測量基礎體溫最好準備比普通體溫計更容易看清楚刻度的婦女用體溫計。同時藥局也一併販賣基礎體溫的記錄本。

晚上睡前在枕邊放婦女用體溫計。早上清醒後立刻含在舌下，測量之後填入表中。忙碌的人可以把體溫計擱在那兒，晚上看清楚刻度之後再填入表中。溫度方面比起通常夾在腋下測量的體溫而言，體溫會稍高一些。

習慣之後不必每一次都要在同樣的時間醒來。太過於在意時間可能會讓妳覺得很疲累、很無趣。最好配合日常生活，只要醒來時測量就可以了。

如果與平常不同的狀況時，可以記錄在表的欄外。例如，「早上貪睡到幾點起床」、「昨天晚上看書

懷孕時的基礎體溫(排卵後經過 14 天以上體溫都沒有下降)

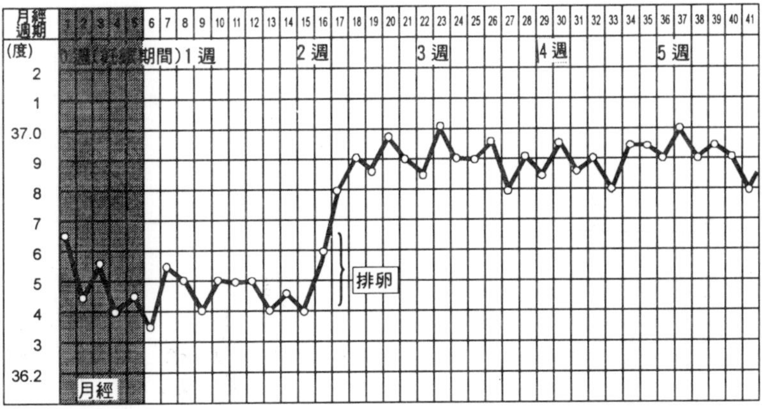

到很晚」，或者是「和朋友去喝酒」、「感冒了」、「測量基礎體溫前去上廁所」等。這些事情都要一併考量，從溫度變化中去除這些因素，就能推測出真正的體溫變化。

測量基礎體溫二～三個月，就可以知道「排卵」→「月經」→「排卵」→「月經」，這種自己身體大致的規律。做成圖表時就可以分出高溫相與低溫相二相。可以知道具有二相性。如此一來，從月經開始日計算第幾天基礎體溫較高，就是排卵的日子。但是不見得每個月的規律都相同。

相反的，如果基礎體溫無變化，就表示無排卵。在初經（初潮）過後幾年內，腦的中樞與卵巢功能還不成熟時，即使有月經有時也不會排卵。

月經會持續三～七天，月經血量為五〇～一八〇mℓ，平均為五～六大匙。其中血液量只有五〇mℓ。

此外，月經開始第一日算起到下一次月經開始前一日為止的日數，稱為月經週期。正常的月經週期為二五～三八日，不過有加減六日的差距。

所以，丘腦下部與腦下垂體這些腦的中樞，可以和在末梢的卵巢巧妙連絡而引起月經。結束之後做好迎接下一次月經來臨的準備。

子宮內膜症的Q&A

Q 幾歲才可以使用衛生棉條？

就讀中學二年級，參加網球社，在練習中容易活動，因此，有人建議使用衛生棉條，可以使用嗎？

A 如果妳非常熟悉月經，而且有「我想使用看看」的自立意志，不管幾歲都可以使用。但陰道口的大小和伸展性因人而異，各有不同。十六歲時陰道口還很小，有的人很難塞入衛生棉條。

有些人的陰道口比較寬，即使十二歲也可以使用衛生棉條。如果使用之後不會感覺痛苦，就沒問題。有的人從事運動、社團活動或是游泳時，衛生棉條使用起來非常方便，所以使用的人並不少。

過去認為「使用衛生棉條會使處女膜破裂」，或是「性慾會增高」等說法，事實上是不合理的。處女膜是黏膜的皺襞，不會破裂。也不會因為衛生棉條而提高性慾。反而是「想要了解自己的身體到底是何種構造」，在這種意識下可以嘗試使用。

使用方法詳細寫在說明書上，所以使用前一定要好好的閱讀再使用。如果母親也使用衛生棉條的話，當女兒找自己商量的時候，一定要抱持肯定的態度，而且要正確加以指導。

使用時必須注意的是，外陰部和手要洗淨，確實保持清潔。而且不要長時間塞入，尤其出血量較少時，有人根本忘記體內塞了棉條，一定要注意。

Q 月經中必須上體育課或游泳課時該怎麼辦呢？

初經剛剛來臨，體育課時間或游泳課時，可以在旁觀摩嗎？

A 中學生可以說是月經非常普遍的年代，朋友之間也可以輕鬆的交談月經等話題。而小學生可能比較在意這個問題，對於還不習慣的月經感到不安，而且會很緊張。因此，很難和老師或是班上同學商量。

我的建議是「如果自己覺得痛苦的話，就停止上課。如果不會覺得痛苦，上課也無妨」。有時老師會勉強學生上課，但是月經和月經痛因人而異，各有不同，絕對不可以一律強制或命令。

游泳時，可能水壓的關係，經血不會流出來。如果流出來，稍微注意一下用深色的毛巾擦拭，淋浴沖洗乾淨。使用衛生棉條的人就可以安心游泳了。

母親可能擔心女兒在水中會著涼，但孕婦也能夠游泳，並不是孕婦不怕冷，而是游泳池之後身體會更加溫暖。但是，離開水之後必須注意不要著涼了。

Q 月經時可以泡澡嗎？

月經時是否不能一直泡澡呢？擔心經血會弄髒洗澡水。

A 月經中，外陰部沾有經血，所以容易不乾淨。經血是營養。具有適度的溼度和體溫的溫度，所以處於細菌容易繁殖的狀態。一般人可能非常在意它的氣味，肌膚較弱的人可能會出現糜爛現象。因此月經時，特別要藉著泡澡或淋浴的方式保持外陰部的清潔。

關於游泳的問題，先前已經說明過。泡澡期間經血不會流出來。但要注意不要弄髒浴缸，或是周圍的環境。如果弄髒時一定要清洗乾淨，這是身為女性的禮貌。

有些人因為泡澡，身體溫暖後反而能緩和月經痛。這是因為瘀血的部分加熱後血液循環順暢，就能緩和疼痛。

Q 如何挪開經期呢？

網球考試和月經的時期相同，有沒有將它挪開的方法呢？

A 青春期的女孩為了要參加研習旅行、競技會、考試等，成人女性則為了結婚或是海外旅行等，因此會想「唉呀，如果遇到月經可就糟糕了」。因此，希望把經期挪開。挪開月經的時期有提早及延後兩種方法。

想提早時在月經開始的第五天，在腦下垂體命令排卵之前，就要使用荷爾蒙劑抑制排卵。服用藥物時沒有月經，停止服用藥物過二天月經就會開始。

想要延後的話，則在月經來的預定日前二～三天，也就是基礎體溫還在高溫的時候，就要服用荷爾蒙劑。這時就會持續與懷孕一樣的高溫期，就會抑止月經，停止藥物時月經就會來。這時已經有排卵，子宮內膜也已經調整厚度，所以也許比平常的月經量更多。

如果想要控制月經，與其延後還不如提早比較好。

如果服用不習慣的荷爾蒙劑，有些人會覺得胃不舒服，或是感覺噁心。重要時刻反而會因為副作用而痛苦，儘可能在一～二個月前就和醫生商量，如果出現副作用時，最好選擇具有同樣效果的其他藥物。但是，正常的月經週期會紊亂，所以不要經常使用這個方法。

Q 可以任意服用止痛藥嗎？

生理痛非常痛，因此服用鎮痛劑。但是母親說藥物很危險，提醒我要忍痛，止痛藥真的很危險嗎？

A 我說過「可以服用」，不過大部分的人對於藥物總是有點擔心。通常藥物的成分會被排出，不會蓄積在體內。因此，通常在藥局銷售的止痛藥這類藥物可以廣泛使用。

一個月只服用一次，當然不會造成藥物習慣。雖然一直服用同樣的藥物，如果覺得「效果減弱了」、「藥量逐漸增加」時，就要接受醫生診察。也就表示身體可能已經出現例如，子宮內膜症等疾病，使得藥物無效。

同樣是止痛藥物（鎮痛劑），有各種不同的種類，因人而異反應各有不同。有些人因為副作用而想睡覺，或是胃不舒服。經由各種嘗試，選擇適合自己的好藥。最好和醫生商量。不過年輕女孩可能不願意去看婦產科。但是儘量去找能夠進行各種諮商的婦產科醫生較好。

事實上，遇到考試日子或是重要的事情時，服用以往未曾使用過的藥物，可能造成想睡或胃痛等，而無法集中精神進行考試。想要使用鎮痛劑時，最好找出曾經服用過，適合自己的手邊藥物。就能產生「隨身攜帶就能安心」的感覺。

Q 如何選擇衛生棉墊？

初經剛開始的中學生，衛生棉墊種類太多而不知該如何選擇。

A 近年來，衛生棉墊的種類的確相當多。大小、厚度、形狀各有不同，效果也五花八門。什麼時候該使用哪一種？可以試用各種產品，選擇對自己而言使用起來最舒服、容易使用的產品。有的是「量少時使用」，有的是「量多時使用」，厚度、大小、形狀各有不同。

運動時也許使用可以妥善固定的蝶翼棉墊比較好。月經剛開始不久的女孩可以和媽媽商量，嘗試不同的種類。

不管使用哪一種，最重要的就是要經常更換。最近開發出優良素材的棉墊，可將經血立刻鎖在棉墊中，表面非常乾爽，因此有時會忘了更換。但是，含有大量經血的棉墊會成為細菌的溫床，不要長時間都不更換。

為避免造成他人看了使用過的棉墊感覺不舒服，必須好好的收拾。

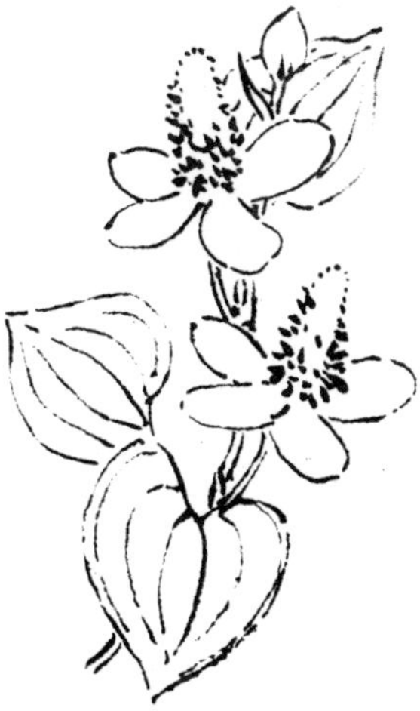

第三章 ♥♥♥ 月經問題的檢查與診斷

醫生檢查與問診

相信有很多人都會認為「儘量不想到婦產科」。對於進入青春期的女孩而言，談論自己的身體會產生羞恥心和不安感。稍微了解婦科之後，聽到內診就會產生恐懼和不安感。同時，母親認為「讓女兒接受內診的話……」，母親的拒絕反應也會造成影響。

婦科的診察不見得就等於內診。想要解決婦科方面的不安與疑問，必要時最好去看婦產科。萬一罹患疾病，可以早期發現並加以治療，治療法也比較簡單。如果發現較遲，恐怕必須花很長的時間進行治療。

以下根據我的診療例，為各位介紹在婦產科到底如何進行診察。我們醫生的診察方法具有大家都可以利用的優點，平常可以當成健康檢查加以利用。

首先，當患者進入診察室時，我一定會從頭到腳仔細觀察，是不是太胖、太瘦，先檢查整體的平衡。

此外，看臉部表情時，就會發現「這個人可能有些心理問題」。持續診察幾次之後「罩衫、毛衣或口紅的搭配非常好，看來精神已經穩定下來了」，「好很多了」經常會這麼想。當患者的狀態不好時，連服裝或化妝都不搭調。

交談之後從外側進行檢查，沒有化妝可以看清臉色和唇色，即使化妝也可以藉著牙齦和指甲的顏色等進行了解。

我會對這些女孩們說：「我想藉著妳所擁有的東西進行診斷。」而且我還會對她們說：「妳可以和媽媽比較一下」、「妳看媽媽的下眼瞼是鮮紅色的，而妳的則是泛白，可能是貧血喔！」讓她們了解自己也可以判斷貧血。

接著會詢問患者月經的情況。有沒有頭痛、下痢或便秘等現象，同時觸摸身體進行檢查。

甲狀腺是否腫脹、脈搏是否跳動太快或太慢、身體是否浮腫，雖然沒有懷孕但是否出現乳汁等。

觀察青春期女孩整體的發育程度，同時還要檢查腋毛和陰毛的成長情況。很多女孩子都會覺得難為情，因此，必須與她們交談，讓她們放輕鬆同時進行檢查。我會對她們說：「醫生有點色喔，但是妳還是要讓我看一下」、「這裏我也要看一下，嗯，很好」等。

一邊交談，同時也為她們進行性教育，「女性有卵巢會分泌女性荷爾蒙及男性荷爾蒙。副腎會分泌女性荷爾蒙和男性荷爾蒙」、「除了女性荷爾蒙之外，男性荷爾蒙也會幫助陰毛生長。例如好像在甜的小紅豆湯裏加了一點鹽，吃起來有點甜鹹的味道一樣。所以，如果以做菜比喻，男性荷爾蒙就算是隱味」等。讓她們了解自己的身體。

一面進行問診，同時進行接觸身體的觸診。醫生就可以鑑別各種疾病的可能性。「沒有乳汁分泌或頭痛現象↓腦沒有腫瘤」、「甲狀腺沒有腫脹↓並不是**甲狀腺機能亢進症**」、「沒有分泌乳汁↓並不是高催乳激素血症」、「沒有過瘦或飲食行動異常↓不是神經性食慾不振症」、「沒有持續下痢↓不是**潰瘍性大腸炎**」、「和家人以及人際關係都沒有壓力↓並不是壓力造成的月經不順或飲食行動異常」等。

這種結果當然是我們醫生的希望和願望。如果因為月經問題而接受診察時，一定要說清楚最後一次月經是什麼時候來的。因此，平常就要記錄「月經什麼時候開始」、「什麼時候結束」，把握自己的月經週期。如果測量基礎體溫的話，就可以知道是否排卵，也能使診斷順利進行。

甲狀腺機能亢進症

由甲狀腺分泌的甲狀腺荷爾蒙太多而引起的疾病。體內糖和蛋白質旺盛代謝，即使在安靜時也好像運動中一樣，脈搏跳動加快、發汗嚴重、感覺心悸、消瘦。

潰瘍性大腸炎

因為壓力等原因而引起的大腸炎。持續下痢，伴隨腹痛、發燒等症狀。全身衰弱，因此會出現月經不順或無月經現象。

甲狀腺素

在喉嚨下方附近的甲狀腺分泌的荷爾蒙，與糖或蛋白質的代謝、氧的消耗等有關。此外，與卵巢的關係密切，一旦分泌亢進或降低時，會引起月經不順或無月經。

LH－RH檢查

利用由腦的丘腦下部所分泌的刺激腦下垂體的LH－RH（促黃體素釋出荷爾蒙）調查這個命令系統餘力的檢查。

TRH檢查

使用促甲狀腺素釋出荷爾蒙（TRH）調查由腦下垂體分泌的催乳激素分泌狀態的檢查。

血液檢查

必要時必須抽血，調查貧血的有無和荷爾蒙的量。

必須檢查由腦下垂體分泌的卵泡激素、促黃體素、催乳激素（乳汁分泌荷爾蒙）；由卵巢分泌的卵泡素、黃體素、男性荷爾蒙，以及和卵巢有密切關係的甲狀腺激素、**甲狀腺素**。依狀態不同，有時還要檢查來自副腎皮質的男性荷爾蒙等。

荷爾蒙中，有些會因為月經週期而使得量產生變化。因此，不只一次，月經前、月經剛過後、排卵時等，都必須要調查變化，或是沒有週期的人，到底屬於何種狀態，這種情況持續多久等，都必須檢查。在荷爾蒙的檢查結果出現之前，必須等待一段時間。各位一定要耐心等待。

此外，還有一種負荷測驗，就是利用某種藥物加入一定的刺激，觀察身體（荷爾蒙）對於這種刺激會產生何種反應。

例如，**LH－RH檢查**、**TRH檢查**等都是。這些是進行腦

睪丸素

男性性器的精巢間質細胞分泌男性荷爾蒙，在男性荷爾蒙中作用力最強。

下垂體和卵巢間命令系統是否順暢的檢查，兩者同時進行。檢查之前要抽血，接著將ＬＨ－ＲＨ和ＴＲＨ兩種荷爾蒙從靜脈注射。注射後每隔十五分鐘、三十分鐘、六十分鐘，按照時間抽血，調查由腦下垂體分泌的ＬＨ（促黃體素）、ＦＳＨ（卵泡激素）、催乳激素（乳汁分泌荷爾蒙）三者的變化。

最近成為話題的是多囊泡性卵巢症候群。卵巢中聚集許多小的卵泡，因此沒有排卵。調查這種疾病，必須進行前述的ＬＨ－ＲＨ檢查，以及測定**睪丸素**、雄甾烯二酮等男性荷爾蒙。

利用問診和血液檢查，就可以了解血液及荷爾蒙等各種問題。青春期女孩可能因為荷爾蒙平衡失調而造成月經問題或貧血，如果明白這種狀況，不見得需要內診。子宮發育狀態、卵巢的狀態可以藉著超音波檢查進行了解。然後只要投予造血劑或荷爾蒙劑等開始治療、觀察經過就可以了。

前往婦產科接受診治不見得一定要接受內診，所以很少一進入檢查室就要進行內診。如果出現腹部破裂似的疼痛，或是非常緊急的問題才會進行內診。

相反的，像月經問題大都不是昨天或今天才開始的，也就是所謂慢性的問題。因此，必須去除「因為不想進行內診而不願意到婦產科去」的想法，一定要接受診治。

內診

所謂內診就是檢查陰道、子宮、卵巢、輸卵管狀態的方法，包括觸診（雙合診）與視診。

觸診就是將手指插入陰道中，另一隻手的指尖擺在腹部上方，好像用雙手夾住似的，藉此調查陰道或子宮等的大小、形狀、動態、柔軟度等的方法。

視診則是利用陰道鏡這種可以觀察陰道內部的器具，調查陰道或子宮口的黏膜顏色或分泌物的狀態，糜爛或瘜肉等的有無的方法。

內診（雙合診）

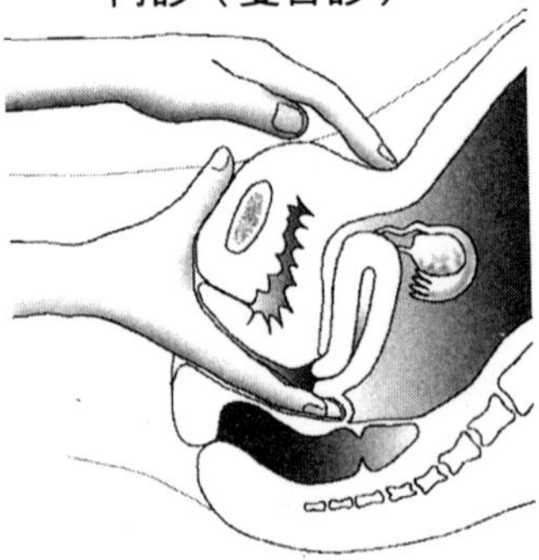

不管採取哪一種內診法，一定要脫掉內褲，上內診台或

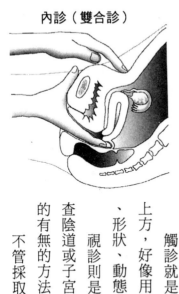

床上。為了讓醫生仔細看清外陰部，所以，腳必須大幅度張開。這種看診狀態即使大人也想要避免。

青春期少女當然會產生抵抗感，但孩子的態度會受到陪同前來的母親之想法極大的影響。平常經常交談性問題的母女，覺得必要時就會若無其事的接受這種診察。但是，如果相信處女膜等的存在的母親，就會產生拒絕反應。

因此，醫生必須儘可能多花一點時間，和患者充分溝通。得到她們的了解後再進行內診。同時也會考慮本人的自主性，詢問患者「對妳而言內診是必要的，願意讓我檢查嗎？」

頭一次造訪婦產科的患者，光是到醫院就非常緊張。這時，第一次的診察一定要讓她放鬆，讓她逐漸習慣是最重要的。只要進行問診和血液檢查。不過，也可以建議她「下次診察時就進行內診吧！」

此外，陰道口具有個人差，有時太過狹窄不能進行內診。如果真的需要檢查，也可以將手指由肛門插入進行直腸診。

直腸隔著薄薄的黏膜前方就是陰道和子宮，可以得到與內診同樣的結果。既然是連粗大的糞便都可以排出的場所，當然具有足夠的寬度。但這時也不可以勉強插入，必須先說明「對妳而言這是必要的，讓我檢查吧！」只有能夠了解、沒有恐懼心的人才可以進行檢查。

接受內診時，最好不要穿長褲，穿裙子比較方便。穿長褲的話為了內診必須脫掉長褲和內褲，成為「光屁股女孩」，可能會因此產生強烈抵抗感。如果穿裙子就可以遮蓋腰部附近，穿著裙子就可以上內診台，所以心情比較輕鬆。有時不是內診台，而是躺在普通的診察台（病床上）觀察外性器的發育狀態。

其他診斷法

其他診斷法最常使用的是，利用超音波檢查的畫像診斷。這種機械也可以用來檢查在孕婦肚子裏的胎兒狀態。

超音波容易通過腹部，在腹部表面塗抹凝膠，腹部抵著探子

（發振器），觀察螢幕映出的映像，調查子宮位置、大小、內膜狀態等，大概花二～三分鐘到十分鐘就結束了。利用這個機械也可以映出卵巢。

但這個方法必須要脫下內褲露出腹部才行，有的人會覺得「好難為情」。這時一定要說明為什麼需要採用這種診斷方法，在患者同意之下進行較好。

像卵巢機能不全等，為了仔細檢查卵巢狀態，光是隔著腹部上方觀察的腹部超音波檢查還是不夠，連更細微處都要清楚看到，所以必須使用陰道式的超音波檢查。也就是將如拇指般大的探子沿著陰道插入，觀察映出映像的方法。但採行這個方法時，陰道口必須擁有探子能夠插入的足夠寬度。當陰道口狹窄但又必須接受這種檢查時，可以從肛門插入探觸子。無論陰道式或肛門式，未婚者儘可能不要進行。

超音波檢查是與內診有關的診斷法，藉此可以了解的是靜態的狀態。例如，如果某處黏連而活動不良時等情況，光看螢幕上的映像無法了解，還是需要內診。

此外，疑似卵巢腫瘤、子宮內膜症、子宮肌瘤等時，利用超音波檢查很難了解。因此，必須要進行**CT電腦斷層掃描**、**MRI**（磁氣共鳴畫像）檢查。此外，也可以使用一種**纖維鏡**，就是稱為子宮鏡的器具觀察子宮。

疑似腦下垂體腫瘤時，必須檢查眼底的狀況，進行**蝶鞍**X光檢查、CT電腦斷層掃描、MRI檢查等。

調查整個身體的成長度時必須調查手骨的狀態。如果是原發性無月經的話，則必須利用血液進行染色體檢查。

月經中的診察

患者中有人認為「在月經中最好避免檢查」，或是「因為經血弄髒患部時接受診察，對於醫生是失禮的行為」。有些醫生也認為「在月經中進行內診，經血可能逆流，會成為子宮內膜症的誘因」。但我卻認為「配合各種狀態進行需要的檢查，想來的時

CT電腦斷層掃描

X光投射於人體，通過量經由電腦測定，變成數位映像化。觀察將人體環切的狀態之畫像，調查病變部或出血部。

MRI

磁氣共鳴畫像檢查。利用體內的氫原子所具有的磁氣共鳴作用，利用電腦將其映像化的檢查法。

纖維鏡

利用玻璃纖維製的細管前端或是側面安裝透鏡，調查體內的內視鏡。包括調查胃或腸的消化管內視鏡、調查肝臟或胰臟的腹腔鏡，以及陰道放大鏡、子宮鏡等。

蝶鞍 顱骨最底部的凹陷處。由腦垂掛下來的腦下垂體收藏在此處。

候就來」、「感覺擔心或痛苦的話隨時都可以來」。

為什麼呢？因為月經一直持續無法停止而感到困擾時，與其等它結束，不如當時就接受診察，進行適當的處置比較好。年輕時可能暫時不需要，但年長時偶爾需要稍微刮下一些子宮內膜，調查內膜屬於何種狀態，找出異常原因才行。

此外，因「經血量很多，但是否真的很多呢？也想調查一下」、「現在月經痛真的很難受，希望能為我處理一下」而就診的人也不少。

有些患者認為「可能被血弄髒了，這樣可以嗎？」我的回答是「大家都會被血弄髒，不用太在意」。有些人擔心會不會弄髒內診台或診察台，但診察時不只醫生在場，還有女性護士陪同在旁，所以不用擔心。

不過，如果真的認為「在月經中不想接受診察」、「並不是特別緊急的狀況」等，就等到自己想要接受診察時，再到醫院來吧。

有些人會藉口說「工作很忙，無法抽出時間來，只想進行一次診察」。那麼也許避開月經時，能夠一次進行各種檢查的時間比較方便。

醫院和醫生的選擇方法

到底選擇哪一種醫院或醫生比較好呢？不能一概而論。應該從醫生的性格、說話方式、思考方式、醫院和護士的氣氛等，配合患者及陪同的母親之想法、性格等來考慮。因為是否適合因人而異，各有不同。

但我想說的是「妳能夠了解到何種程度，是否能接受診察」這點最重要。最好找一位能夠好好回答妳的疑問和不安的醫生、值得信賴的醫生。

相反的，如果開始診察就立刻命令妳上內診台的醫生，當妳不同意或是覺得很討厭時，可以直接回去。

如果對於習慣月經的高中以上的女性，建議她測量基礎體溫的醫生就是值得信賴的醫生。表示這位醫生一定會注意患者身體的規律問題。

如果很不願意去婦產科，可以前往專攻荷爾蒙（內分泌）的小兒科、內科或**青春期門診**看診。有心理問題時，可以找心理醫生諮商。如果不知道該到哪兒看病時，可以找學校的醫生或是公司的保健護士、衛生所工作人員等商量，請他們介紹。

總之，不要經常更換醫生或醫院，這麼做會造成困擾。對妳而言身體的健康最重要，所以，最好找一位自己能夠接受，願意由他為妳進行診斷及治療的醫生。

青春期門診

以青春期孩子為對象的診察科目。不光是身體面，還有觀察心理面的專門醫生組成的檢查團。可以整合處理青春期問題的門診。在全國的大型醫院和綜合醫院都有設置。

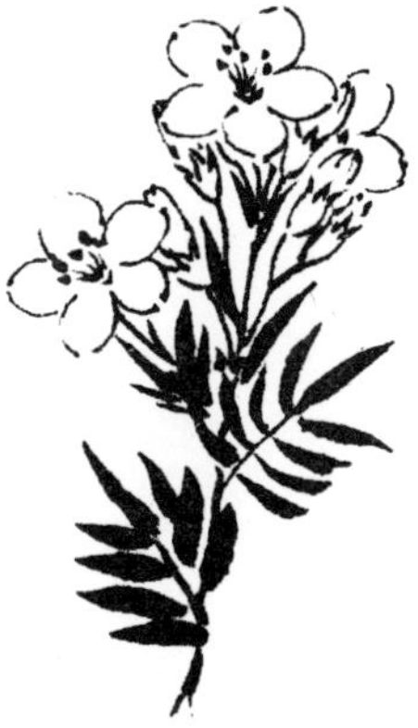

第四章 ♥♥♥♥ 月經問題的治療法

荷爾蒙劑

包括月經的各種問題在內，婦科治療經常使用荷爾蒙劑。為什麼呢？因為這些問題大都與荷爾蒙平衡失調有關。為了找出原因並進行適當的治療，荷爾蒙劑是不可欠缺的。

但一定要說明「必須使用荷爾蒙劑」，否則本身或是陪同女孩前來的母親會產生一種拒絕反應。當然一定要說明直到患者能夠了解並答應使用，這是醫生的責任。

對於這類毫無根據的恐懼或猜忌者，也就是出現「荷爾蒙過敏」心理的人，我希望各位能正確了解婦科使用的荷爾蒙劑。產生恐懼心的背景，可能是對於十年前使用的荷爾蒙劑的印象太強烈了。

現在老一輩的人，治療更年期障礙時會注射荷爾蒙。雖然痛苦症狀消失、恢復元氣，但每個月注射荷爾蒙的人有些會出現副作用，也就是變胖、聲音低沈、鬍鬚變深、出現男性化現象等。這是因為當時用來注射的荷爾蒙大都是混合女性荷爾蒙與男性荷爾蒙。所以，上了年紀的人認為「荷爾蒙劑」等於肥胖的理由就在於此吧！

提到荷爾蒙劑，很多人就會想到副腎皮質荷爾劑。

這是治療腎臟病或**膠原病**等長期使用的物質。一旦長期使用時，就會出現**骨質疏鬆症**或是**月亮臉**。因為皮膚發炎或是**異位性皮膚炎**長期使用時，皮膚會變薄，或是反而使症狀惡化，最後無法脫離藥物。因為這些情報使得人們感到恐懼。副腎皮質荷爾蒙劑能夠抑制發炎，與礦物質的代謝和生命的維持有關。急救時使

膠原病

原因不明，對於抗生素不會產生反應，不會出現惡性腫瘤的現代難病，沒有確定的治療法。視為一種自體免疫疾病。不僅是一個疾病的病名，包括慢性關節風濕、全身性紅斑狼瘡、硬皮症、皮膚肌炎、結節性動脈周圍炎、顳動脈炎、貝切特病等，是各種疾病的總稱。

骨質疏鬆症

骨量減少的疾病，骨形成如海綿般的小洞疏鬆的狀態。任何人都會出現骨的老化，但如果超過生理的骨量而持續減少時，就是治療的對象了。以女性荷爾蒙鋭減的停經後女性較常見，會成為腰痛和骨折的原因。

用，具有廣泛的效果。換言之，不遵守正確使用法而使用時，就會產生副作用。

婦科使用的荷爾蒙劑也是同樣的，必須正確使用。原本是為了彌補體內所分泌的荷爾蒙不足的部分，稍微刺激之後就停止用藥，觀察是否能恢復原有的力量、是否會出現**反彈現象**等。所以不會造成身體分泌的量超出必要以上。

在各種荷爾蒙中，想知道哪一種荷爾蒙比較多或比較少，想要選擇適當的治療法，利用這種荷爾蒙劑才能找出「線索」，刺激休息的器官，讓它好好分泌荷爾蒙，可說是一種「飲用水」，所以一定要安心使用。

但必須遵守醫生指導來服用，還有一些必須注意的事項。例如，如果月經滴滴答答流個不停，醫生說「必須持續服用2週」。當開始服用藥物出血現象立刻停止，這時如果停止服藥，又會開始出血。

如果感到擔心時，先詢問醫生後，才可以停止用藥。

月亮臉

主要是因為長期大量服用副腎皮質荷爾蒙劑的副作用，而造成臉如滿月般的圓。

異位性皮膚炎

一種過敏疾病。主要是皮膚過敏者會出現的慢性皮膚炎。嬰幼兒主要出現在頭部和顏面，成人主要出現在手肘、膝、頸部等乾燥部分。

反彈現象

對於無法作用的器官投予荷爾蒙時，只有原先休息部分會產生強烈反應。驟然停止荷爾蒙劑的使用時也會出現。

此外，為了治療月經問題，最初要進行檢查、診斷，使用某種荷爾蒙劑觀察反應。如果使用這個荷爾蒙劑但結果沒有出現時，就要再觀察情況，使用不同的荷爾蒙劑，在下一次月經開始之前一直等待結果，所以，要以月為單位觀察經過，至少要經過幾個月。

利用荷爾蒙劑可以造成子宮出血，也就是能夠引起月經。但如果自然排卵、月經自然出現、荷爾蒙平衡不能恢復的話，就不算是根本的治療。所以可能會花較多時間，有些人在中途就想要放棄，但一定要和醫生努力溝通，持續適當的治療，根本治療月經問題的原因，這點最重要。

月經痛（月經困難症）

月經痛是月經時會出現下腹痛和腰痛等症狀。除了月經痛之外，還有腹部膨脹感、噁心、頭痛、疲勞、脫力感、食慾不振、焦躁、下痢、憂鬱感等都包括在內，稱為月經困難症。

前列腺素

排卵時會分泌，使子宮收縮的物質。身體各處都會分泌，子宮內膜也會分泌。

排卵抑制劑

卵泡素與黃體素的配合劑。血中這些荷爾蒙足夠的狀態通知腦下垂體後，就能抑制促性腺激素的分泌，是抑制排卵的藥物。除了用來治療月經不順外，也可以當成避孕藥使用。

月經痛的原因分為機能性與器質性兩種，治療法各有不同。

月經痛的機能性原因，最主要是荷爾蒙平衡失調，依程度不同而有不同。可能可藉著溫熱或是放鬆等各種功夫，就能緩和疼痛。如果還是不行的話，就要服用鎮痛劑。只要沒有其他特別的問題，能夠舒適度過月經期的話，則一天服用一次鎮痛劑也無妨。先採用這種方式緩和疼痛，等到身體成熟、荷爾蒙平衡、順暢時就好了。

如果知道每個月疼痛的時間（例如，月經第一天與第二天等），與其疼痛強烈之後再服用，不如提早服用更有效。不論是醫生所開的鎮痛劑或是市售藥，效果都一樣。

有時為了清楚鑑別原因，要使用抑制排卵的荷爾蒙劑。如果使用之後頭痛緩和，則表示排卵與疼痛有關。年輕時排卵可能會使得**前列腺素**分泌過剩，而使得子宮強烈收縮。

這時，必須週期性持續服用**排卵抑制劑**，反覆無排卵性的月經，三～四個月後停止服藥，疼痛就完全消失了。也就是藉著藥物控制荷爾蒙平衡，讓身體學會這種平衡的方法。

附帶一提，這兒使用的排卵抑制劑與避孕所使用的避孕丸，屬於相同的荷爾蒙劑。

器質性月經痛的原因，包括子宮內膜症、子宮肌瘤或是闌尾炎以及其他的手術後，還有輸卵管炎或腹膜炎所造成的，以及子宮與周圍組織黏連，或子宮後屈等子宮位置偏離所造成的。

子宮內膜症是無法自然痊癒的疾病，一旦惡化時周遭會黏連，造成不孕的原因，所以一定要早期接受治療。

治療則因內膜症形成的場所和大小的不同，進行藥物療法、酒精固定法、切除手術等。

藥物療法是服用抑制子宮內膜增殖的藥物，或是對於鼻黏膜進行噴霧治療。注射則需要持續三個月到半年的時間。這樣子宮內膜組織就不會增殖而會萎縮。在這段期間也沒有月經，當然月經痛、過多月經、貧血等症狀也會消失。

如果子宮內膜在卵巢處增殖，造成經血積存的巧克力樣囊腫

腹腔鏡

調查肝臟、胰臟、膽囊、卵巢、輸卵管、子宮等處疾病的纖維鏡。近年來使用腹腔鏡動手術，可以減輕患者的負擔，這種外科療法非常盛行。進行婦科診療，可以在肚臍正下方切開約二㎝插入內視鏡，利用眼睛一邊觀察一邊進行檢查、手術，比起剖腹手術而言，可以減少患者負擔，傷口也較不明顯。

，則因大小或症狀不同，可以利用酒精加以固定或進行手術。

用酒精固定時，利用超音波檢查確定位置，將針從陰道插入，或是稍微切開肚臍下方，然後插入**腹腔鏡**，抽除積存的血液，注入酒精。

利用酒精固定的場所，子宮內膜不會再增殖而會萎縮。

如果是發生在子宮肌層子宮內膜增殖的子宮腺肌症，由於健康的部分與疾病的部分很難區別，所以，當藥物療法和其他的努力都無效時，就要進行子宮切除術。

罹患子宮肌瘤不見得需要動手術。子宮內膜症也同樣的，可以藉著服用藥物及注射藥、對於鼻黏膜噴霧的藥物療法抑制荷爾蒙的作用，也就是暫時出現停經狀態，抑制肌瘤發育。

需要動手術者則是因場所和大小不同，出現強烈月經痛或是過多月經、排尿、排便障礙、不孕、流產等原因時，依狀態和年齡不同，有時只動切除子宮肌瘤的子宮肌瘤切除，或者是切除整個子宮的子宮全切除手術等。

腹膜炎　覆蓋在內臟等表面的腹膜，因為細菌等的感染而引起發炎症狀。腹膜具有想要將引起發炎症狀的部分黏連起來，將傷口治癒的作用，因此，大都會和周圍的臟器黏連。

闌尾炎等手術後或是輸卵管炎、**腹膜炎**引起的子宮與周圍黏連，可以進行去除黏連部分的手術。但不是很嚴重的話就不必動手術。

子宮後屈的子宮位置異常時，因為壓迫到周圍神經或血管，

月經痛體操

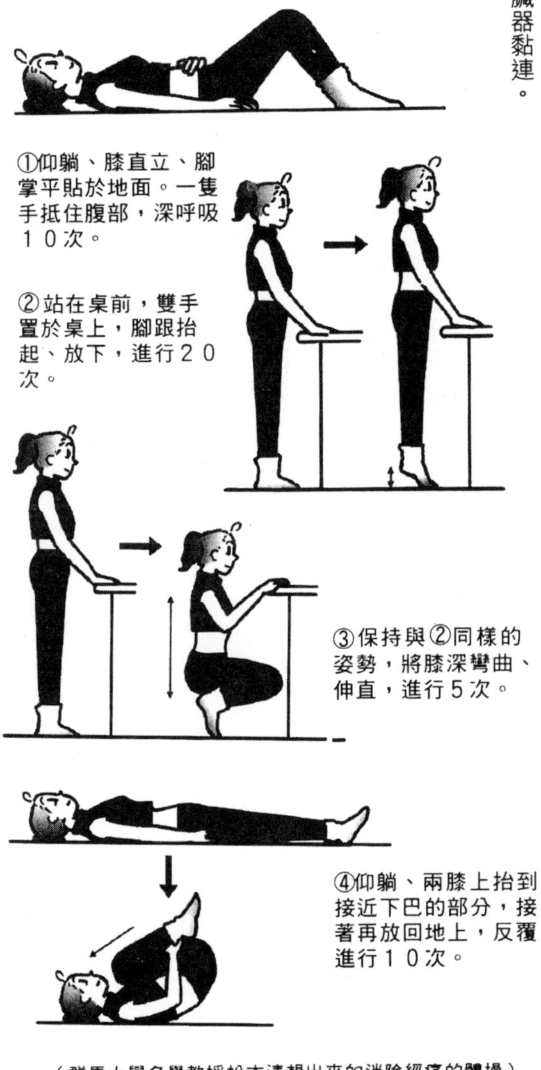

①仰躺、膝直立、腳掌平貼於地面。一隻手抵住腹部，深呼吸10次。
②站在桌前，雙手置於桌上，腳跟抬起、放下，進行20次。
③保持與②同樣的姿勢，將膝深彎曲、伸直，進行5次。
④仰躺、兩膝上抬到接近下巴的部分，接著再放回地上，反覆進行10次。

（群馬大學名譽教授松本清想出來的消除經痛的體操）

腰部最後會產生苦重感、強烈疼痛感。這和過去較常見的發炎後的黏連性後屈不同，與其說是一種異常還不如說是一種僻性，具有個人差。

不需要接受特別治療，可以藉著運動等活動身體、提高血液循環，消除骨盆內的瘀血，或是使用漢方藥也不錯。關於月經痛體操，可以進行如圖所示的月經痛體操。

月經不順

月經週期不固定或是月經隔了一個多月、二個多月才來，或是相反的隔了幾週就來，或是月經期間太長或太短等，都稱為月經不順。

月經不順的原因，幾乎都是荷爾蒙平衡失調造成的，但其中有些和月經痛同樣的，是由器質性原因造成的，首先確認原因最重要。

荷爾蒙平衡失調是指卵巢出現問題，或是腦的中樞與卵巢溝通不良，或是掌管荷爾蒙分泌的控制塔出現毛病。到底是何處與何處無法進行控制，必須要找出原因，因此必須測量基礎體量、調查有沒有排卵，在月經週期的各時期也要抽血以測量荷爾蒙量，進行荷爾蒙負荷測驗。

根據結果補足缺乏的荷爾蒙，對於功能不良的器官可以藉助荷爾蒙劑加入刺激，服用荷爾蒙劑調查反應，找出問題出在那裏。服用荷爾蒙劑時，腦的中樞和卵巢能夠記住月經的規則，停止用藥之後也能夠靠著自己的力量保持規則。

總之，因為屬於配合月經週期的治療，所以進行一、二次時已經過了幾個月，在這段期間內，關於藥物的服用量和期間都要遵守醫生的指導。

過多月經

月經血量非常多，或是出現如肝臟般的血塊較多的過多月經，原因也可能是機能性或是器質性所造成的。

器質性原因是子宮肌瘤或子宮內膜症，這時的治療法與月經痛相同。

機能性原因也還是荷爾蒙平衡失調造成的，較常見例子就是無排卵性月經。雖然進入週期而言有月經，但無排卵，是否排卵必須測量基礎體溫，或是測定血液中的荷爾蒙就能了解。

無排卵的話，卵巢中開始成熟的卵泡會持續分泌卵泡素，因此子宮內膜會不斷增殖、增厚，原本在此處要引起排卵分泌黃體素，為了大掃除，因此，子宮內膜會剝落而形成月經，如果無排卵而一直等待，黃體素卻無法分泌出來。

因此，出現荷爾蒙變動時，子宮內膜才會剝落流出，可是並沒有完全剝落乾淨，因此月經滴滴答答流出來，造成長期持續出血，結果造成過多月經或過長月經。

無排卵所引起的過多月經，可以持續幾個月週期性投予卵泡素、黃體素，使用排卵誘發劑引起排卵，進行不論週期和量都能穩定的月經治療。

同時，大都會造成貧血，所以，必須服用造血劑並攝取營養的食物，進行貧血治療。

此外，月經開始的數年內，容易出現各種荷爾蒙平衡失調，進而變成過多月經。必須找出哪裏出了問題，利用荷爾蒙治療，同時進行貧血治療。

過少月經

不知道是月經還是不正常出血，量非常少的月經，或月經雖然開始，但時而出血時而停止，很快就結束了，這就是過少月經。原因包括機能性和器質性的原因。

機能性原因還是荷爾蒙平衡失調造成的，與月經不順同樣的，可以使用荷爾蒙劑找出原因，進行治療。

此外，器質性原因可能是進行人工墮胎手術或流產處置時，有些部分搔刮過度，為了治療，子宮內膜和內膜自然黏連。因為產生黏連，所以能夠增殖的部分減少，或是子宮內膜增殖，黏連

性器結核

發生在性器的結核。女性是因為結核菌由陰道侵入，或是由肺等病灶經由血液而侵入，也可能出現在子宮或輸卵管等。

IUD

子宮內避孕器。長期放入子宮內，可以防止受精卵著床，屬於避孕器具。過去稱為避孕環，最近則改良出比環狀更容易使用的IUD。

部分阻礙經血流出。這時不僅可能變成過少月經，甚至會造成無月經。

治療則依狀態不同，可以進行去除黏連部分恢復正常狀態的處置。新的黏連部分容易去除，因此為了發現狀態，進行內診時可以利用細長的金屬棒碰觸一下，也許就能去除黏連。

黏連強烈或是小時候曾經罹患**性器結核**病，長期間放任黏連不管的話，有時必須動剖腹手術去除黏連。為避免手術後內部再度黏連，有時要放入IUD。

續發性無月經

原本順利的月經，如果停止三個月以上，稱為續發性無月經。如果月經長期停止，在這段期間內支持月經的各器官，以及集合各器官的命令系統，可能會生鏽無法發揮作用。因此，要重新展開工作的話，需要花較長的時間，所以不可放任無月經狀態不管，儘早治療才是儘早痊癒的秘訣。

形成續發性無月經的原因，包括腦的丘腦下部或是腦下垂體，也就是中樞部分出現問題。或是子宮、卵巢，也就是末梢部分出現問題。

丘腦下部或腦下垂體是在狹隘處發揮出很多作用，因此屬於既微妙又重要的器官。也許因為一些壓力或刺激而控制紊亂時，支持月經規律的荷爾蒙分泌就容易失去平衡。

紊亂控制的要因很多，包括家庭、學校、工作場所、人際關係、考試、失戀等精神壓力，還有升學、就職、搬家、家人的疾病、結婚等環境變化造成的壓力。別人看起來沒什麼大不了的事情，對本人而言可能是強烈的壓力。

治療法必須要先製作基礎體溫表，使用荷爾蒙劑或是排卵誘發劑調查排卵有無，恢復中樞與末梢連結的荷爾蒙平衡。只服用一種荷爾蒙劑可能就能使月經再開始，或是組合服用兩種荷爾蒙劑，使得月經再開始的例子也不少。

除了荷爾蒙治療之外，更重要的就是發現壓力的根源，找出適合自己的解決法、消除法。醫生雖然能夠幫妳，但必要時妳可以找心理醫生或精神科醫生諮商。

續發性無月經中，最近持續增加的問題就是體重急速減少，同時消瘦。伴隨消瘦的無月經，包括單純性體重減少性無月經和神經性食慾不振症。

單純性體重減少性無月經是在驟然減肥時、飲食生活長期紊亂，或是進行新體操等體重較輕者比較有利的運動而減肥時，還有像馬拉松選手等因為從事劇烈運動消耗掉熱量等。這些情況必須進行飲食生活指導，以恢復適當的體重，服用荷爾蒙劑月經就能再開始。

僅僅體重增加後就能使月經再開始的例子也不少。運動性無月經當中，也包括社團活動壓力和人際關係等心理問題在內。

神經性食慾不振症因為驟然消瘦、月經停止，這一點和單純性體重減少性無月經類似。

不過，根本原因在於心理問題，出現拒食或過食等飲食行動異常，這一點則和體重減少性無月經不同。

此時這些女孩希望自己骨瘦如柴，根本沒有感覺到無月經的問題。

因此，要她停止飲食行動異常以增加體重，有時也很難辦到。即使要她看門診、為她進行飲食生活指導也很困難。有時極端消瘦者必須要住院接受治療。極端消瘦時心臟有水分積存，可能會危及生命。如果比個人標準體重瘦百分之三十以上，或是測量血液中的**鉀**濃度覺得危險時，就必須要住院。利用荷爾蒙劑使得月經規則、能夠發揮作用進行治療。

如果太瘦的話，一旦出現月經對身體會造成負擔，所以要觀察體重增加的情況等，慎重進行治療。如果恢復到超過標準體重以上，有時月經就會自然開始。

神經性食慾不振症以心理治療最重要，所以必須求助於心療內科或精神科，以及心理療法師的幫忙。當然，家人和朋友的理解和協助也是不可或缺的。尤其原因是家庭問題時，父母、兄弟

鉀

元素之一。在血液中會成為電解質，測量數值就可以了解體液的平衡狀態。當體液平衡失調時很危險。

姊妹等全家人必須攜手合作。

此外，腦部出現腫瘤造成荷爾蒙平衡失調也會引起無月經。例如，腦下垂體出現腫瘤，光是分泌催乳激素，引起月經的荷爾蒙分泌減少，造成高催乳激素血症，或者雖然沒有腦腫瘤，但卻因為從內科或精神科拿回來的藥物引起高催乳激素血症，無月經但出現乳汁分泌的現象，本人大都可能沒有察覺，但一定要記住自己服用何種藥物。

發現腫瘤時，需由腦外科或內科進行治療。腦的腫瘤過去採取手術切除法。

不過，最近大都服用藥物就能使腫瘤萎縮，可以進行藥物療法。需要動手術時，不需要切開頭骨，只要切開前齒牙齦上側切除腫瘤，可以輕易進行治療。

子宮或內腔黏連而造成無月經時，可以去除黏連部分，恢復原本的狀態。配合必要的情況，可以投予荷爾蒙劑，促進內膜再生。

原發性無月經

雖然已經十八歲，但還是沒有月經，稱為原發性無月經，這種例子非常罕見。可分為表面無月經、單純子宮性無月經、染色體異常等所引起的無月經。

表面無月經是陰道或子宮頸管有先天的障壁，或是因為黏連而出現閉鎖的部分，經血無法排出。只要切開閉鎖部分，製造經血的通道就能解決這個問題。

單純子宮性無月經，則是先天沒有子宮或是子宮內膜黏連，即使卵巢能充分發揮作用，但子宮內膜無法增殖，所以不可能誘發月經。

由染色體異常造成的原發性無月經，可能原本就沒有子宮或卵巢，或即使有也只是好像疤痕一樣，無法發揮作用，這時當然不可能誘發月經。

即使染色體正常，但酵素異常或副腎分泌的男性荷爾蒙佔優勢，男性化傾向強烈，也可能無月經。所以，早期發現並接受適當的荷爾蒙療法，不僅可以產生月經，也可能會排卵、懷孕。所以如果到了十六歲時仍然無月經，就要接受診治。

月經前症候群

月經開始前十天到幾天前，或是到月經開始時症狀會減輕的全身性症狀，稱為月經前症候群。包括焦躁、易怒、不平靜、憂鬱等精神症狀，以及乳房痛、乳房腫脹、浮腫、體重增加等為主要症狀。大約百分之五十的女性都有這些症狀。有些人不需要接受治療，只要自己轉換心情或做體操就能解決問題；有些人則需要使用鎮痛劑或是荷爾蒙療法。

浮腫或體重增加是因為水分貯存造成的，所以必須控制鹽分攝取量、注意飲食生活，這點非常重要。

如果對日常生活造成阻礙，不要猶豫，立刻接受婦產科醫師的診治。與月經痛同樣的，月經前症候群這種痛苦只有本人才了解，所以不要認為「這點小事就去看婦產科，太難為情了」，一定要儘量利用婦產科。

婦產科醫生並不是只有在妳生產或是罹患子宮肌瘤等疾病時才會出場。包括月經在內，所有女性的健康問題，我們都願意幫助妳們。

希望能夠成為家庭醫生的一員，幫助老奶奶、母親、女孩們等所有女性，身心方面都能過著健康的生活。

索引

※粗黑數字代表解說頁數
（以筆劃順序排列）

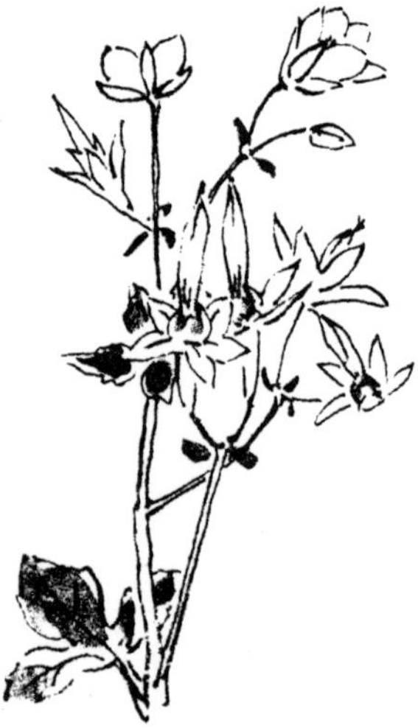

大展出版社有限公司
品冠文化出版社

圖書目錄

地址：台北市北投區(石牌)
致遠一路二段12巷1號
電話：(02)28236031
28236033
郵撥：0166955～1
傳真：(02)28272069

・法律專欄連載・電腦編號58

台大法學院 法律學系／策劃
法律服務社／編著

1. 別讓您的權利睡著了 1		200元
2. 別讓您的權利睡著了 2		200元

・武術特輯・電腦編號10

1. 陳式太極拳入門	馮志強編著	180元
2. 武式太極拳	郝少如編著	150元
3. 練功十八法入門	蕭京凌編著	120元
4. 教門長拳	蕭京凌編著	150元
5. 跆拳道	蕭京凌編譯	180元
6. 正傳合氣道	程曉鈴譯	200元
7. 圖解雙節棍	陳銘遠著	150元
8. 格鬥空手道	鄭旭旭編著	200元
9. 實用跆拳道	陳國榮編著	200元
10. 武術初學指南	李文英、解守德編著	250元
11. 泰國拳	陳國榮著	180元
12. 中國式摔跤	黃 斌編著	180元
13. 太極劍入門	李德印編著	180元
14. 太極拳運動	運動司編	250元
15. 太極拳譜	清・王宗岳等著	280元
16. 散手初學	冷 峰編著	180元
17. 南拳	朱瑞琪編著	180元
18. 吳式太極劍	王培生著	200元
19. 太極拳健身和技擊	王培生著	250元
20. 秘傳武當八卦掌	狄兆龍著	250元
21. 太極拳論譚	沈 壽著	250元
22. 陳式太極拳技擊法	馬 虹著	250元
23. 二十四式/三十二式太極拳/劍	闞桂香著	180元
24. 楊式秘傳129式太極長拳	張楚全著	280元
25. 楊式太極拳架詳解	林炳堯著	280元

26.	華佗五禽劍	劉時榮著	180 元
27.	太極拳基礎講座：基本功與簡化 24 式	李德印著	250 元
28.	武式太極拳精華	薛乃印著	200 元
29.	陳式太極拳拳理闡微	馬　虹著	350 元
30.	陳式太極拳體用全書	馬　虹著	400 元

・原地太極拳系列・電腦編號 11

1.	原地綜合太極拳 24 式	胡啟賢創編	200 元
2.	原地活步太極拳 42 式	胡啟賢創編	200 元
3.	原地簡化太極拳 24 式	胡啟賢創編	200 元
4.	原地太極拳 12 式	胡啟賢創編	200 元

・道 學 文 化・電腦編號 12

1.	道在養生：道教長壽術	郝　勤等著	250 元
2.	龍虎丹道：道教內丹術	郝　勤等著	300 元
3.	天上人間：道教神仙譜系	黃德海著	250 元
4.	步罡踏斗：道教祭禮儀典	張澤洪著	250 元
5.	道醫窺秘：道教醫學康復術	王慶餘等著	250 元
6.	勸善成仙：道教生命倫理	李　剛著	250 元
7.	洞天福地：道教宮觀勝境	沙銘壽著	250 元
8.	青詞碧簫：道教文學藝術	楊光文等著	250 元
9.	：道教格言精粹	朱耕發等著	250 元

・秘傳占卜系列・電腦編號 14

1.	手相術	淺野八郎著	180 元
2.	人相術	淺野八郎著	180 元
3.	西洋占星術	淺野八郎著	180 元
4.	中國神奇占卜	淺野八郎著	150 元
5.	夢判斷	淺野八郎著	150 元
6.	前世、來世占卜	淺野八郎著	150 元
7.	法國式血型學	淺野八郎著	150 元
8.	靈感、符咒學	淺野八郎著	150 元
9.	紙牌占卜學	淺野八郎著	150 元
10.	ESP 超能力占卜	淺野八郎著	150 元
11.	猶太數的秘術	淺野八郎著	150 元
12.	新心理測驗	淺野八郎著	160 元
13.	塔羅牌預言秘法	淺野八郎著	200 元

・趣味心理講座・電腦編號 15

1.	性格測驗① 探索男與女	淺野八郎著	140 元
2.	性格測驗② 透視人心奧秘	淺野八郎著	140 元
3.	性格測驗③ 發現陌生的自己	淺野八郎著	140 元
4.	性格測驗④ 發現你的真面目	淺野八郎著	140 元
5.	性格測驗⑤ 讓你們吃驚	淺野八郎著	140 元
6.	性格測驗⑥ 洞穿心理盲點	淺野八郎著	140 元
7.	性格測驗⑦ 探索對方心理	淺野八郎著	140 元
8.	性格測驗⑧ 由吃認識自己	淺野八郎著	160 元
9.	性格測驗⑨ 戀愛知多少	淺野八郎著	160 元
10.	性格測驗⑩ 由裝扮瞭解人心	淺野八郎著	160 元
11.	性格測驗⑪ 敲開內心玄機	淺野八郎著	140 元
12.	性格測驗⑫ 透視你的未來	淺野八郎著	160 元
13.	血型與你的一生	淺野八郎著	160 元
14.	趣味推理遊戲	淺野八郎著	160 元
15.	行為語言解析	淺野八郎著	160 元

・婦 幼 天 地・電腦編號 16

1.	八萬人減肥成果	黃靜香譯	180 元
2.	三分鐘減肥體操	楊鴻儒譯	150 元
3.	窈窕淑女美髮秘訣	柯素娥譯	130 元
4.	使妳更迷人	成　玉譯	130 元
5.	女性的更年期	官舒妍編譯	160 元
6.	胎內育兒法	李玉瓊編譯	150 元
7.	早產兒袋鼠式護理	唐岱蘭譯	200 元
8.	初次懷孕與生產	婦幼天地編譯組	180 元
9.	初次育兒 12 個月	婦幼天地編譯組	180 元
10.	斷乳食與幼兒食	婦幼天地編譯組	180 元
11.	培養幼兒能力與性向	婦幼天地編譯組	180 元
12.	培養幼兒創造力的玩具與遊戲	婦幼天地編譯組	180 元
13.	幼兒的症狀與疾病	婦幼天地編譯組	180 元
14.	腿部苗條健美法	婦幼天地編譯組	180 元
15.	女性腰痛別忽視	婦幼天地編譯組	150 元
16.	舒展身心體操術	李玉瓊編譯	130 元
17.	三分鐘臉部體操	趙薇妮著	160 元
18.	生動的笑容表情術	趙薇妮著	160 元
19.	心曠神怡減肥法	川津祐介著	130 元
20.	內衣使妳更美麗	陳玄茹譯	130 元
21.	瑜伽美姿美容	黃靜香編著	180 元
22.	高雅女性裝扮學	陳珮玲譯	180 元
23.	蠶糞肌膚美顏法	坂梨秀子著	160 元

24. 認識妳的身體	李玉瓊譯	160 元
25. 產後恢復苗條體態	居理安・芙萊喬著	200 元
26. 正確護髮美容法	山崎伊久江著	180 元
27. 安琪拉美姿養生學	安琪拉蘭斯博瑞著	180 元
28. 女體性醫學剖析	增田豐著	220 元
29. 懷孕與生產剖析	岡部綾子著	180 元
30. 斷奶後的健康育兒	東城百合子著	220 元
31. 引出孩子幹勁的責罵藝術	多湖輝著	170 元
32. 培養孩子獨立的藝術	多湖輝著	170 元
33. 子宮肌瘤與卵巢囊腫	陳秀琳編著	180 元
34. 下半身減肥法	納他夏・史達賓著	180 元
35. 女性自然美容法	吳雅菁編著	180 元
36. 再也不發胖	池園悅太郎著	170 元
37. 生男生女控制術	中垣勝裕著	220 元
38. 使妳的肌膚更亮麗	楊　皓編著	170 元
39. 臉部輪廓變美	芝崎義夫著	180 元
40. 斑點、皺紋自己治療	高須克彌著	180 元
41. 面皰自己治療	伊藤雄康著	180 元
42. 隨心所欲瘦身冥想法	原久子著	180 元
43. 胎兒革命	鈴木丈織著	180 元
44. NS 磁氣平衡法塑造窈窕奇蹟	古屋和江著	180 元
45. 享瘦從腳開始	山田陽子著	180 元
46. 小改變瘦 4 公斤	宮本裕子著	180 元
47. 軟管減肥瘦身	高橋輝男著	180 元
48. 海藻精神秘美容法	劉名揚編著	180 元
49. 肌膚保養與脫毛	鈴木真理著	180 元
50. 10 天減肥 3 公斤	彤雲編輯組	180 元
51. 穿出自己的品味	西村玲子著	280 元
52. 小孩髮型設計	李芳黛譯	250 元

・青春天地・電腦編號 17

1. A 血型與星座	柯素娥編譯	160 元
2. B 血型與星座	柯素娥編譯	160 元
3. O 血型與星座	柯素娥編譯	160 元
4. AB 血型與星座	柯素娥編譯	120 元
5. 青春期性教室	呂貴嵐編譯	130 元
7. 難解數學破題	宋釗宜編譯	130 元
9. 小論文寫作秘訣	林顯茂編譯	120 元
11. 中學生野外遊戲	熊谷康編著	120 元
12. 恐怖極短篇	柯素娥編譯	130 元
13. 恐怖夜話	小毛驢編譯	130 元
14. 恐怖幽默短篇	小毛驢編譯	120 元
15. 黑色幽默短篇	小毛驢編譯	120 元

16. 靈異怪談	小毛驢編譯	130 元
17. 錯覺遊戲	小毛驢編著	130 元
18. 整人遊戲	小毛驢編著	150 元
19. 有趣的超常識	柯素娥編譯	130 元
20. 哦！原來如此	林慶旺編譯	130 元
21. 趣味競賽 100 種	劉名揚編譯	120 元
22. 數學謎題入門	宋釗宜編譯	150 元
23. 數學謎題解析	宋釗宜編譯	150 元
24. 透視男女心理	林慶旺編譯	120 元
25. 少女情懷的自白	李桂蘭編譯	120 元
26. 由兄弟姊妹看命運	李玉瓊編譯	130 元
27. 趣味的科學魔術	林慶旺編譯	150 元
28. 趣味的心理實驗室	李燕玲編譯	150 元
29. 愛與性心理測驗	小毛驢編譯	130 元
30. 刑案推理解謎	小毛驢編譯	180 元
31. 偵探常識推理	小毛驢編譯	180 元
32. 偵探常識解謎	小毛驢編譯	130 元
33. 偵探推理遊戲	小毛驢編譯	180 元
34. 趣味的超魔術	廖玉山編著	150 元
35. 趣味的珍奇發明	柯素娥編著	150 元
36. 登山用具與技巧	陳瑞菊編著	150 元
37. 性的漫談	蘇燕謀編著	180 元
38. 無的漫談	蘇燕謀編著	180 元
39. 黑色漫談	蘇燕謀編著	180 元
40. 白色漫談	蘇燕謀編著	180 元

・健 康 天 地・電腦編號 18

1. 壓力的預防與治療	柯素娥編譯	130 元
2. 超科學氣的魔力	柯素娥編譯	130 元
3. 尿療法治病的神奇	中尾良一著	130 元
4. 鐵證如山的尿療法奇蹟	廖玉山譯	120 元
5. 一日斷食健康法	葉慈容編譯	150 元
6. 胃部強健法	陳炳崑譯	120 元
7. 癌症早期檢查法	廖松濤譯	160 元
8. 老人痴呆症防止法	柯素娥編譯	130 元
9. 松葉汁健康飲料	陳麗芬編譯	130 元
10. 揉肚臍健康法	永井秋夫著	150 元
11. 過勞死、猝死的預防	卓秀貞編譯	130 元
12. 高血壓治療與飲食	藤山順豐著	180 元
13. 老人看護指南	柯素娥編譯	150 元
14. 美容外科淺談	楊啟宏著	150 元
15. 美容外科新境界	楊啟宏著	150 元
16. 鹽是天然的醫生	西英司郎著	140 元

17. 年輕十歲不是夢	梁瑞麟譯	200元
18. 茶料理治百病	桑野和民著	180元
19. 綠茶治病寶典	桑野和民著	150元
20. 杜仲茶養顏減肥法	西田博著	170元
21. 蜂膠驚人療效	瀨長良三郎著	180元
22. 蜂膠治百病	瀨長良三郎著	180元
23. 醫藥與生活(一)	鄭炳全著	180元
24. 鈣長生寶典	落合敏著	180元
25. 大蒜長生寶典	木下繁太郎著	160元
26. 居家自我健康檢查	石川恭三著	160元
27. 永恆的健康人生	李秀鈴譯	200元
28. 大豆卵磷脂長生寶典	劉雪卿譯	150元
29. 芳香療法	梁艾琳譯	160元
30. 醋長生寶典	柯素娥譯	180元
31. 從星座透視健康	席拉・吉蒂斯著	180元
32. 愉悅自在保健學	野本二士夫著	160元
33. 裸睡健康法	丸山淳士等著	160元
34. 糖尿病預防與治療	藤田順豐著	180元
35. 維他命長生寶典	菅原明子著	180元
36. 維他命C新效果	鐘文訓編	150元
37. 手、腳病理按摩	堤芳朗著	160元
38. AIDS瞭解與預防	彼得塔歇爾著	180元
39. 甲殼質殼聚糖健康法	沈永嘉譯	160元
40. 神經痛預防與治療	木下真男著	160元
41. 室內身體鍛鍊法	陳炳崑編著	160元
42. 吃出健康藥膳	劉大器編著	180元
43. 自我指壓術	蘇燕謀編著	160元
44. 紅蘿蔔汁斷食療法	李玉瓊編著	150元
45. 洗心術健康秘法	竺翠萍編譯	170元
46. 枇杷葉健康療法	柯素娥編譯	180元
47. 抗衰血癒	楊啟宏著	180元
48. 與癌搏鬥記	逸見政孝著	180元
49. 冬蟲夏草長生寶典	高橋義博著	170元
50. 痔瘡・大腸疾病先端療法	宮島伸宜著	180元
51. 膠布治癒頑固慢性病	加瀨建造著	180元
52. 芝麻神奇健康法	小林貞作著	170元
53. 香煙能防止癡呆？	高田明和著	180元
54. 穀菜食治癌療法	佐藤成志著	180元
55. 貼藥健康法	松原英多著	180元
56. 克服癌症調和道呼吸法	帶津良一著	180元
57. B型肝炎預防與治療	野村喜重郎著	180元
58. 青春永駐養生導引術	早島正雄著	180元
59. 改變呼吸法創造健康	原久子著	180元
60. 荷爾蒙平衡養生秘訣	出村博著	180元

61. 水美肌健康法	井戶勝富著	170 元
62. 認識食物掌握健康	廖梅珠編著	170 元
63. 痛風劇痛消除法	鈴木吉彥著	180 元
64. 酸莖菌驚人療效	上田明彥著	180 元
65. 大豆卵磷脂治現代病	神津健一著	200 元
66. 時辰療法—危險時刻凌晨 4 時	呂建強等著	180 元
67. 自然治癒力提升法	帶津良一著	180 元
68. 巧妙的氣保健法	藤平墨子著	180 元
69. 治癒 C 型肝炎	熊田博光著	180 元
70. 肝臟病預防與治療	劉名揚編著	180 元
71. 腰痛平衡療法	荒井政信著	180 元
72. 根治多汗症、狐臭	稻葉益巳著	220 元
73. 40 歲以後的骨質疏鬆症	沈永嘉譯	180 元
74. 認識中藥	松下一成著	180 元
75. 認識氣的科學	佐佐木茂美著	180 元
76. 我戰勝了癌症	安田伸著	180 元
77. 斑點是身心的危險信號	中野進著	180 元
78. 艾波拉病毒大震撼	玉川重德著	180 元
79. 重新還我黑髮	桑名隆一郎著	180 元
80. 身體節律與健康	林博史著	180 元
81. 生薑治萬病	石原結實著	180 元
82. 靈芝治百病	陳瑞東著	180 元
83. 木炭驚人的威力	大槻彰著	200 元
84. 認識活性氧	井土貴司著	180 元
85. 深海鮫治百病	廖玉山編著	180 元
86. 神奇的蜂王乳	井上丹治著	180 元
87. 卡拉 OK 健腦法	東潔著	180 元
88. 卡拉 OK 健康法	福田伴男著	180 元
89. 醫藥與生活㈡	鄭炳全著	200 元
90. 洋蔥治百病	宮尾興平著	180 元
91. 年輕 10 歲快步健康法	石塚忠雄著	180 元
92. 石榴的驚人神效	岡本順子著	180 元
93. 飲料健康法	白鳥早奈英著	180 元
94. 健康棒體操	劉名揚編譯	180 元
95. 催眠健康法	蕭京凌編著	180 元
96. 鬱金（美王）治百病	水野修一著	180 元
97. 醫藥與生活㈢	鄭炳全著	200 元

・實用女性學講座・電腦編號 19

1. 解讀女性內心世界	島田一男著	150 元
2. 塑造成熟的女性	島田一男著	150 元
3. 女性整體裝扮學	黃靜香編著	180 元
4. 女性應對禮儀	黃靜香編著	180 元

5. 女性婚前必修	小野十傳著	200元
6. 徹底瞭解女人	田口二州著	180元
7. 拆穿女性謊言88招	島田一男著	200元
8. 解讀女人心	島田一男著	200元
9. 俘獲女性絕招	志賀貢著	200元
10. 愛情的壓力解套	中村理英子著	200元
11. 妳是人見人愛的女孩	廖松濤編著	200元

・校園系列・電腦編號20

1. 讀書集中術	多湖輝著	180元
2. 應考的訣竅	多湖輝著	150元
3. 輕鬆讀書贏得聯考	多湖輝著	150元
4. 讀書記憶秘訣	多湖輝著	180元
5. 視力恢復！超速讀術	江錦雲譯	180元
6. 讀書36計	黃柏松編著	180元
7. 驚人的速讀術	鐘文訓編著	170元
8. 學生課業輔導良方	多湖輝著	180元
9. 超速讀超記憶法	廖松濤編著	180元
10. 速算解題技巧	宋釗宜編著	200元
11. 看圖學英文	陳炳崑編著	200元
12. 讓孩子最喜歡數學	沈永嘉譯	180元
13. 催眠記憶術	林碧清譯	180元
14. 催眠速讀術	林碧清譯	180元
15. 數學式思考學習法	劉淑錦譯	200元
16. 考試憑要領	劉孝暉著	180元
17. 事半功倍讀書法	王毅希著	200元
18. 超金榜題名術	陳蒼杰譯	200元
19. 靈活記憶術	林耀慶編著	180元

・實用心理學講座・電腦編號21

1. 拆穿欺騙伎倆	多湖輝著	140元
2. 創造好構想	多湖輝著	140元
3. 面對面心理術	多湖輝著	160元
4. 偽裝心理術	多湖輝著	140元
5. 透視人性弱點	多湖輝著	140元
6. 自我表現術	多湖輝著	180元
7. 不可思議的人性心理	多湖輝著	180元
8. 催眠術入門	多湖輝著	150元
9. 責罵部屬的藝術	多湖輝著	150元
10. 精神力	多湖輝著	150元
11. 厚黑說服術	多湖輝著	150元

12. 集中力	多湖輝著	150 元
13. 構想力	多湖輝著	150 元
14. 深層心理術	多湖輝著	160 元
15. 深層語言術	多湖輝著	160 元
16. 深層說服術	多湖輝著	180 元
17. 掌握潛在心理	多湖輝著	160 元
18. 洞悉心理陷阱	多湖輝著	180 元
19. 解讀金錢心理	多湖輝著	180 元
20. 拆穿語言圈套	多湖輝著	180 元
21. 語言的內心玄機	多湖輝著	180 元
22. 積極力	多湖輝著	180 元

・超現實心理講座・電腦編號 22

1. 超意識覺醒法	詹蔚芬編譯	130 元
2. 護摩秘法與人生	劉名揚編譯	130 元
3. 秘法！超級仙術入門	陸明譯	150 元
4. 給地球人的訊息	柯素娥編著	150 元
5. 密教的神通力	劉名揚編著	130 元
6. 神秘奇妙的世界	平川陽一著	200 元
7. 地球文明的超革命	吳秋嬌譯	200 元
8. 力量石的秘密	吳秋嬌譯	180 元
9. 超能力的靈異世界	馬小莉譯	200 元
10. 逃離地球毀滅的命運	吳秋嬌譯	200 元
11. 宇宙與地球終結之謎	南山宏著	200 元
12. 驚世奇功揭秘	傅起鳳著	200 元
13. 啟發身心潛力心象訓練法	栗田昌裕著	180 元
14. 仙道術遁甲法	高藤聰一郎著	220 元
15. 神通力的秘密	中岡俊哉著	180 元
16. 仙人成仙術	高藤聰一郎著	200 元
17. 仙道符咒氣功法	高藤聰一郎著	220 元
18. 仙道風水術尋龍法	高藤聰一郎著	200 元
19. 仙道奇蹟超幻像	高藤聰一郎著	200 元
20. 仙道鍊金術房中法	高藤聰一郎著	200 元
21. 奇蹟超醫療治癒難病	深野一幸著	220 元
22. 揭開月球的神秘力量	超科學研究會	180 元
23. 西藏密教奧義	高藤聰一郎著	250 元
24. 改變你的夢術入門	高藤聰一郎著	250 元
25. 21 世紀拯救地球超技術	深野一幸著	250 元

・養 生 保 健・電腦編號 23

1. 醫療養生氣功	黃孝寬著	250 元

2.	中國氣功圖譜	余功保著	250元
3.	少林醫療氣功精粹	井玉蘭著	250元
4.	龍形實用氣功	吳大才等著	220元
5.	魚戲增視強身氣功	宮　嬰著	220元
6.	嚴新氣功	前新培金著	250元
7.	道家玄牝氣功	張　章著	200元
8.	仙家秘傳祛病功	李遠國著	160元
9.	少林十大健身功	秦慶豐著	180元
10.	中國自控氣功	張明武著	250元
11.	醫療防癌氣功	黃孝寬著	250元
12.	醫療強身氣功	黃孝寬著	250元
13.	醫療點穴氣功	黃孝寬著	250元
14.	中國八卦如意功	趙維漢著	180元
15.	正宗馬禮堂養氣功	馬禮堂著	420元
16.	秘傳道家筋經內丹功	王慶餘著	280元
17.	三元開慧功	辛桂林著	250元
18.	防癌治癌新氣功	郭　林著	180元
19.	禪定與佛家氣功修煉	劉天君著	200元
20.	顛倒之術	梅自強著	360元
21.	簡明氣功辭典	吳家駿編	360元
22.	八卦三合功	張全亮著	230元
23.	朱砂掌健身養生功	楊永著	250元
24.	抗老功	陳九鶴著	230元
25.	意氣按穴排濁自療法	黃啟運編著	250元
26.	陳式太極拳養生功	陳正雷著	200元
27.	健身祛病小功法	王培生著	200元
28.	張式太極混元功	張春銘著	250元
29.	中國璇密功	羅琴編著	250元
30.	中國少林禪密功	齊飛龍著	200元

・社會人智囊・電腦編號 24

1.	糾紛談判術	清水增三著	160元
2.	創造關鍵術	淺野八郎著	150元
3.	觀人術	淺野八郎著	200元
4.	應急詭辯術	廖英迪編著	160元
5.	天才家學習術	木原武一著	160元
6.	貓型狗式鑑人術	淺野八郎著	180元
7.	逆轉運掌握術	淺野八郎著	180元
8.	人際圓融術	澀谷昌三著	160元
9.	解讀人心術	淺野八郎著	180元
10.	與上司水乳交融術	秋元隆司著	180元
11.	男女心態定律	小田晉著	180元
12.	幽默說話術	林振輝編著	200元

13. 人能信賴幾分	淺野八郎著	180 元
14. 我一定能成功	李玉瓊譯	180 元
15. 獻給青年的嘉言	陳蒼杰譯	180 元
16. 知人、知面、知其心	林振輝編著	180 元
17. 塑造堅強的個性	坂上肇著	180 元
18. 為自己而活	佐藤綾子著	180 元
19. 未來十年與愉快生活有約	船井幸雄著	180 元
20. 超級銷售話術	杜秀卿譯	180 元
21. 感性培育術	黃靜香編著	180 元
22. 公司新鮮人的禮儀規範	蔡媛惠譯	180 元
23. 傑出職員鍛鍊術	佐佐木正著	180 元
24. 面談獲勝戰略	李芳黛譯	180 元
25. 金玉良言撼人心	森純大著	180 元
26. 男女幽默趣典	劉華亭編著	180 元
27. 機智說話術	劉華亭編著	180 元
28. 心理諮商室	柯素娥譯	180 元
29. 如何在公司崢嶸頭角	佐佐木正著	180 元
30. 機智應對術	李玉瓊編著	200 元
31. 克服低潮良方	坂野雄二著	180 元
32. 智慧型說話技巧	沈永嘉編著	180 元
33. 記憶力、集中力增進術	廖松濤編著	180 元
34. 女職員培育術	林慶旺編著	180 元
35. 自我介紹與社交禮儀	柯素娥編著	180 元
36. 積極生活創幸福	田中真澄著	180 元
37. 妙點子超構想	多湖輝著	180 元
38. 說 NO 的技巧	廖玉山編著	180 元
39. 一流說服力	李玉瓊編著	180 元
40. 般若心經成功哲學	陳鴻蘭編著	180 元
41. 訪問推銷術	黃靜香編著	180 元
42. 男性成功秘訣	陳蒼杰編著	180 元
43. 笑容、人際智商	宮川澄子著	180 元
44. 多湖輝的構想工作室	多湖輝著	200 元
45. 名人名語啟示錄	喬家楓著	180 元
46. 口才必勝術	黃柏松編著	220 元
47. 能言善道的說話術	章智冠編著	180 元
48. 改變人心成為贏家	多湖輝著	200 元
49. 說服的ＩＱ	沈永嘉譯	200 元
50. 提升腦力超速讀術	齊藤英治著	200 元
51. 操控對手百戰百勝	多湖輝著	200 元
52. 面試成功戰略	柯素娥編著	200 元
53. 摸透男人心	劉華亭編著	180 元
54. 撼動人心優勢口才	龔伯牧編著	180 元
55. 如何使對方說 yes	程　羲編著	200 元
56. 小道理・美好人生	林政峯編著	180 元

・精選系列・電腦編號 25

1. 毛澤東與鄧小平	渡邊利夫等著	280 元
2. 中國大崩裂	江戶介雄著	180 元
3. 台灣・亞洲奇蹟	上村幸治著	220 元
4. 7-ELEVEN 高盈收策略	國友隆一著	180 元
5. 台灣獨立（新・中國日本戰爭一）	森詠著	200 元
6. 迷失中國的末路	江戶雄介著	220 元
7. 2000 年 5 月全世界毀滅	紫藤甲子男著	180 元
8. 失去鄧小平的中國	小島朋之著	220 元
9. 世界史爭議性異人傳	桐生操著	200 元
10. 淨化心靈享人生	松濤弘道著	220 元
11. 人生心情診斷	賴藤和寬著	220 元
12. 中美大決戰	檜山良昭著	220 元
13. 黃昏帝國美國	莊雯琳譯	220 元
14. 兩岸衝突（新・中國日本戰爭二）	森詠著	220 元
15. 封鎖台灣（新・中國日本戰爭三）	森詠著	220 元
16. 中國分裂（新・中國日本戰爭四）	森詠著	220 元
17. 由女變男的我	虎井正衛著	200 元
18. 佛學的安心立命	松濤弘道著	220 元
19. 世界喪禮大觀	松濤弘道著	280 元
20. 中國內戰（新・中國日本戰爭五）	森詠著	220 元
21. 台灣內亂（新・中國日本戰爭六）	森詠著	220 元
22. 琉球戰爭①（新・中國日本戰爭七）	森詠著	220 元
23. 琉球戰爭②（新・中國日本戰爭八）	森詠著	220 元

・運動遊戲・電腦編號 26

1. 雙人運動	李玉瓊譯	160 元
2. 愉快的跳繩運動	廖玉山譯	180 元
3. 運動會項目精選	王佑京譯	150 元
4. 肋木運動	廖玉山譯	150 元
5. 測力運動	王佑宗譯	150 元
6. 游泳入門	唐桂萍編著	200 元
7. 帆板衝浪	王勝利譯	300 元

・休閒娛樂・電腦編號 27

1. 海水魚飼養法	田中智浩著	300 元
2. 金魚飼養法	曾雪玫譯	250 元
3. 熱門海水魚	毛利匡明著	480 元
4. 愛犬的教養與訓練	池田好雄著	250 元
5. 狗教養與疾病	杉浦哲著	220 元

6.	小動物養育技巧	三上昇著	300 元
7.	水草選擇、培育、消遣	安齊裕司著	300 元
8.	四季釣魚法	釣朋會著	200 元
9.	簡易釣魚入門	張果馨譯	200 元
10.	防波堤釣入門	張果馨譯	220 元
20.	園藝植物管理	船越亮二著	220 元
30.	汽車急救ＤＩＹ	陳瑞雄編著	200 元
31.	巴士旅行遊戲	陳羲編著	180 元
32.	測驗你的ＩＱ	蕭京凌編著	180 元
33.	益智數字遊戲	廖玉山編著	180 元
40.	撲克牌遊戲與贏牌秘訣	林振輝編著	180 元
41.	撲克牌魔術、算命、遊戲	林振輝編著	180 元
42.	撲克占卜入門	王家成編著	180 元
50.	兩性幽默	幽默選集編輯組	180 元
51.	異色幽默	幽默選集編輯組	180 元

・銀髮族智慧學・電腦編號 28

1.	銀髮六十樂逍遙	多湖輝著	170 元
2.	人生六十反年輕	多湖輝著	170 元
3.	六十歲的決斷	多湖輝著	170 元
4.	銀髮族健身指南	孫瑞台編著	250 元
5.	退休後的夫妻健康生活	施聖茹譯	200 元

・飲 食 保 健・電腦編號 29

1.	自己製作健康茶	大海淳著	220 元
2.	好吃、具藥效茶料理	德永睦子著	220 元
3.	改善慢性病健康藥草茶	吳秋嬌譯	200 元
4.	藥酒與健康果菜汁	成玉編著	250 元
5.	家庭保健養生湯	馬汴梁編著	220 元
6.	降低膽固醇的飲食	早川和志著	200 元
7.	女性癌症的飲食	女子營養大學	280 元
8.	痛風者的飲食	女子營養大學	280 元
9.	貧血者的飲食	女子營養大學	280 元
10.	高脂血症者的飲食	女子營養大學	280 元
11.	男性癌症的飲食	女子營養大學	280 元
12.	過敏者的飲食	女子營養大學	280 元
13.	心臟病的飲食	女子營養大學	280 元
14.	滋陰壯陽的飲食	王增著	220 元
15.	胃、十二指腸潰瘍的飲食	勝健一等著	280 元
16.	肥胖者的飲食	雨宮禎子等著	280 元

・家庭醫學保健・電腦編號 30

1. 女性醫學大全	雨森良彥著	380 元
2. 初為人父育兒寶典	小瀧周曹著	220 元
3. 性活力強健法	相建華著	220 元
4. 30 歲以上的懷孕與生產	李芳黛編著	220 元
5. 舒適的女性更年期	野末悅子著	200 元
6. 夫妻前戲的技巧	笠井寬司著	200 元
7. 病理足穴按摩	金慧明著	220 元
8. 爸爸的更年期	河野孝旺著	200 元
9. 橡皮帶健康法	山田晶著	180 元
10. 三十三天健美減肥	相建華等著	180 元
11. 男性健美入門	孫玉祿編著	180 元
12. 強化肝臟秘訣	主婦の友社編	200 元
13. 了解藥物副作用	張果馨譯	200 元
14. 女性醫學小百科	松山榮吉著	200 元
15. 左轉健康法	龜田修等著	200 元
16. 實用天然藥物	鄭炳全編著	260 元
17. 神秘無痛平衡療法	林宗駛著	180 元
18. 膝蓋健康法	張果馨譯	180 元
19. 針灸治百病	葛書翰著	250 元
20. 異位性皮膚炎治癒法	吳秋嬌譯	220 元
21. 禿髮白髮預防與治療	陳炳崑編著	180 元
22. 埃及皇宮菜健康法	飯森薰著	200 元
23. 肝臟病安心治療	上野幸久著	220 元
24. 耳穴治百病	陳抗美等著	250 元
25. 高效果指壓法	五十嵐康彥著	200 元
26. 瘦水、胖水	鈴木園子著	200 元
27. 手針新療法	朱振華著	200 元
28. 香港腳預防與治療	劉小惠譯	250 元
29. 智慧飲食吃出健康	柯富陽編著	200 元
30. 牙齒保健法	廖玉山編著	200 元
31. 恢復元氣養生食	張果馨譯	200 元
32. 特效推拿按摩術	李玉田著	200 元
33. 一週一次健康法	若狹真著	200 元
34. 家常科學膳食	大塚滋著	220 元
35. 夫妻們閱讀的男性不孕	原利夫著	220 元
36. 自我瘦身美容	馬野詠子著	200 元
37. 魔法姿勢益健康	五十嵐康彥著	200 元
38. 眼病錘療法	馬栩周著	200 元
39. 預防骨質疏鬆症	藤田拓男著	200 元
40. 骨質增生效驗方	李吉茂編著	250 元
41. 蕺菜健康法	小林正夫著	200 元

42. 赧於啟齒的男性煩惱	增田豐著	220 元
43. 簡易自我健康檢查	稻葉允著	250 元
44. 實用花草健康法	友田純子著	200 元
45. 神奇的手掌療法	日比野喬著	230 元
46. 家庭式三大穴道療法	刑部忠和著	200 元
47. 子宮癌、卵巢癌	岡島弘幸著	220 元
48. 糖尿病機能性食品	劉雪卿編著	220 元
49. 奇蹟活現經脈美容法	林振輝編譯	200 元
50. Super SEX	秋好憲一著	220 元
51. 了解避孕丸	林玉佩譯	200 元
52. 有趣的遺傳學	蕭京凌編著	200 元
53. 強身健腦手指運動	羅群等著	250 元
54. 小周天健康法	莊雯琳譯	200 元
55. 中西醫結合醫療	陳蒼杰譯	200 元
56. 沐浴健康法	楊鴻儒譯	200 元
57. 節食瘦身秘訣	張芷欣編著	200 元
58. 酵素健康法	楊皓譯	200 元
59. 一天 10 分鐘健康太極拳	劉小惠譯	250 元
60. 中老年人疲勞消除法	五味雅吉著	220 元
61. 與齲齒訣別	楊鴻儒譯	220 元
62. 禪宗自然養生法	費德漢編著	200 元
63. 女性切身醫學	編輯群編	200 元

・超經營新智慧・電腦編號 31

1. 躍動的國家越南	林雅倩譯	250 元
2. 甦醒的小龍菲律賓	林雅倩譯	220 元
3. 中國的危機與商機	中江要介著	250 元
4. 在印度的成功智慧	山內利男著	220 元
5. 7-ELEVEN 大革命	村上豐道著	200 元
6. 業務員成功秘方	呂育清編著	200 元
7. 在亞洲成功的智慧	鈴木讓二著	220 元
8. 圖解活用經營管理	山際有文著	220 元
9. 速效行銷學	江尻弘著	220 元
10. 猶太成功商法	周蓮芬編著	200 元
11. 工廠管理新手法	黃柏松編著	220 元

・親子系列・電腦編號 32

1. 如何使孩子出人頭地	多湖輝著	200 元
2. 心靈啟蒙教育	多湖輝著	280 元
3. 如何使孩子數學滿分	林明嬋編著	180 元
4. 終身受用的學習秘訣	李芳黛譯	200 元

5. 數學疑問破解　陳蒼杰譯　200 元

・雅致系列・電腦編號 33

1. 健康食譜春冬篇　丸元淑生著　200 元
2. 健康食譜夏秋篇　丸元淑生著　200 元
3. 純正家庭料理　陳建民等著　200 元
4. 家庭四川菜　陳建民著　200 元
5. 醫食同源健康美食　郭長聚著　200 元
6. 家族健康食譜　東畑朝子著　200 元

・美術系列・電腦編號 34

1. 可愛插畫集　鉛筆等著　220 元
2. 人物插畫集　鉛筆等著　180 元

・勞作系列・電腦編號 35

1. 活動玩具ＤＩＹ　李芳黛譯　230 元
2. 組合玩具ＤＩＹ　李芳黛譯　230 元
3. 花草遊戲ＤＩＹ　張果馨譯　250 元

・心 靈 雅 集・電腦編號 00

1. 禪言佛語看人生　松濤弘道著　180 元
2. 禪密教的奧秘　葉逯謙譯　120 元
3. 觀音大法力　田口日勝著　120 元
4. 觀音法力的大功德　田口日勝著　120 元
5. 達摩禪 106 智慧　劉華亭編譯　220 元
6. 有趣的佛教研究　葉逯謙編譯　170 元
7. 夢的開運法　蕭京凌譯　180 元
8. 禪學智慧　柯素娥編譯　130 元
9. 女性佛教入門　許俐萍譯　110 元
10. 佛像小百科　心靈雅集編譯組　130 元
11. 佛教小百科趣談　心靈雅集編譯組　120 元
12. 佛教小百科漫談　心靈雅集編譯組　150 元
13. 佛教知識小百科　心靈雅集編譯組　150 元
14. 佛學名言智慧　松濤弘道著　220 元
15. 釋迦名言智慧　松濤弘道著　220 元
16. 活人禪　平田精耕著　120 元
17. 坐禪入門　柯素娥編譯　150 元
18. 現代禪悟　柯素娥編譯　130 元
19. 道元禪師語錄　心靈雅集編譯組　130 元

20. 佛學經典指南	心靈雅集編譯組	130 元
21. 何謂「生」阿含經	心靈雅集編譯組	150 元
22. 一切皆空　般若心經	心靈雅集編譯組	180 元
23. 超越迷惘　法句經	心靈雅集編譯組	130 元
24. 開拓宇宙觀　華嚴經	心靈雅集編譯組	180 元
25. 真實之道　法華經	心靈雅集編譯組	130 元
26. 自由自在　涅槃經	心靈雅集編譯組	130 元
27. 沈默的教示　維摩經	心靈雅集編譯組	150 元
28. 開通心眼　佛語佛戒	心靈雅集編譯組	130 元
29. 揭秘寶庫　密教經典	心靈雅集編譯組	180 元
30. 坐禪與養生	廖松濤譯	110 元
31. 釋尊十戒	柯素娥編譯	120 元
32. 佛法與神通	劉欣如編著	120 元
33. 悟（正法眼藏的世界）	柯素娥編譯	120 元
34. 只管打坐	劉欣如編著	120 元
35. 喬答摩・佛陀傳	劉欣如編著	120 元
36. 唐玄奘留學記	劉欣如編著	120 元
37. 佛教的人生觀	劉欣如編譯	110 元
38. 無門關（上卷）	心靈雅集編譯組	150 元
39. 無門關（下卷）	心靈雅集編譯組	150 元
40. 業的思想	劉欣如編著	130 元
41. 佛法難學嗎	劉欣如著	140 元
42. 佛法實用嗎	劉欣如著	140 元
43. 佛法殊勝嗎	劉欣如著	140 元
44. 因果報應法則	李常傳編	180 元
45. 佛教醫學的奧秘	劉欣如編著	150 元
46. 紅塵絕唱	海　若著	130 元
47. 佛教生活風情	洪丕謨、姜玉珍著	220 元
48. 行住坐臥有佛法	劉欣如著	160 元
49. 起心動念是佛法	劉欣如著	160 元
50. 四字禪語	曹洞宗青年會	200 元
51. 妙法蓮華經	劉欣如編著	160 元
52. 根本佛教與大乘佛教	葉作森編	180 元
53. 大乘佛經	定方晟著	180 元
54. 須彌山與極樂世界	定方晟著	180 元
55. 阿闍世的悟道	定方晟著	180 元
56. 金剛經的生活智慧	劉欣如著	180 元
57. 佛教與儒教	劉欣如編譯	180 元
58. 佛教史入門	劉欣如編譯	180 元
59. 印度佛教思想史	劉欣如編譯	200 元
60. 佛教與女性	劉欣如編譯	180 元
61. 禪與人生	洪丕謨主編	260 元
62. 領悟佛經的智慧	劉欣如著	200 元

・經 營 管 理・電腦編號 01

◎ 創新經營管理六十六大計(精)	蔡弘文編	780 元
1. 如何獲取生意情報	蘇燕謀譯	110 元
2. 經濟常識問答	蘇燕謀譯	130 元
4. 台灣商戰風雲錄	陳中雄著	120 元
5. 推銷大王秘錄	原一平著	180 元
6. 新創意・賺大錢	王家成譯	90 元
10. 美國實業 24 小時	柯順隆譯	80 元
11. 撼動人心的推銷法	原一平著	150 元
12. 高竿經營法	蔡弘文編	120 元
13. 如何掌握顧客	柯順隆譯	150 元
17. 一流的管理	蔡弘文編	150 元
18. 外國人看中韓經濟	劉華亭譯	150 元
20. 突破商場人際學	林振輝編著	90 元
22. 如何使女人打開錢包	林振輝編著	100 元
24. 小公司經營策略	王嘉誠著	160 元
25. 成功的會議技巧	鐘文訓編譯	100 元
26. 新時代老闆學	黃柏松編著	100 元
27. 如何創造商場智囊團	林振輝編譯	150 元
28. 十分鐘推銷術	林振輝編譯	180 元
29. 五分鐘育才	黃柏松編譯	100 元
33. 自我經濟學	廖松濤編譯	100 元
34. 一流的經營	陶田生編著	120 元
35. 女性職員管理術	王昭國編譯	120 元
36. ＩＢＭ的人事管理	鐘文訓編譯	150 元
37. 現代電腦常識	王昭國編譯	150 元
38. 電腦管理的危機	鐘文訓編譯	120 元
39. 如何發揮廣告效果	王昭國編譯	150 元
40. 最新管理技巧	王昭國編譯	150 元
41. 一流推銷術	廖松濤編譯	150 元
42. 包裝與促銷技巧	王昭國編譯	130 元
43. 企業王國指揮塔	松下幸之助著	120 元
44. 企業精銳兵團	松下幸之助著	120 元
45. 企業人事管理	松下幸之助著	100 元
46. 華僑經商致富術	廖松濤編譯	130 元
47. 豐田式銷售技巧	廖松濤編譯	180 元
48. 如何掌握銷售技巧	王昭國編著	130 元
50. 洞燭機先的經營	鐘文訓編譯	150 元
52. 新世紀的服務業	鐘文訓編譯	100 元
53. 成功的領導者	廖松濤編譯	120 元
54. 女推銷員成功術	李玉瓊編譯	130 元
55. ＩＢＭ人才培育術	鐘文訓編譯	100 元

56. 企業人自我突破法	黃琪輝編著	150 元
58. 財富開發術	蔡弘文編著	130 元
59. 成功的店舖設計	鐘文訓編著	150 元
61. 企管回春法	蔡弘文編著	130 元
62. 小企業經營指南	鐘文訓編譯	100 元
63. 商場致勝名言	鐘文訓編譯	150 元
64. 迎接商業新時代	廖松濤編譯	100 元
66. 新手股票投資入門	何朝乾編著	200 元
67. 上揚股與下跌股	何朝乾編譯	180 元
68. 股票速成學	何朝乾編譯	200 元
69. 理財與股票投資策略	黃俊豪編著	180 元
70. 黃金投資策略	黃俊豪編著	180 元
71. 厚黑管理學	廖松濤編譯	180 元
72. 股市致勝格言	呂梅莎編譯	180 元
73. 透視西武集團	林谷燁編譯	150 元
76. 巡迴行銷術	陳蒼杰譯	150 元
77. 推銷的魔術	王嘉誠譯	120 元
78. 60 秒指導部屬	周蓮芬編譯	150 元
79. 精銳女推銷員特訓	李玉瓊編譯	130 元
80. 企劃、提案、報告圖表的技巧	鄭汶譯	180 元
81. 海外不動產投資	許達守編譯	150 元
82. 八百伴的世界策略	李玉瓊譯	150 元
83. 服務業品質管理	吳宜芬譯	180 元
84. 零庫存銷售	黃東謙編譯	150 元
85. 三分鐘推銷管理	劉名揚編譯	150 元
86. 推銷大王奮鬥史	原一平著	150 元
87. 豐田汽車的生產管理	林谷燁編譯	200 元

·成 功 寶 庫· 電腦編號 02

1. 上班族交際術	江森滋著	100 元
2. 拍馬屁訣竅	廖玉山編譯	110 元
4. 聽話的藝術	歐陽輝編譯	110 元
9. 求職轉業成功術	陳義編著	110 元
10. 上班族禮儀	廖玉山編著	120 元
11. 接近心理學	李玉瓊編著	100 元
12. 創造自信的新人生	廖松濤編著	120 元
15. 神奇瞬間瞑想法	廖松濤編譯	100 元
16. 人生成功之鑰	楊意苓編著	150 元
19. 給企業人的諍言	鐘文訓編著	120 元
20. 企業家自律訓練法	陳義編譯	100 元
21. 上班族妖怪學	廖松濤編著	100 元
22. 猶太人縱橫世界的奇蹟	孟佑政編著	110 元
25. 你是上班族中強者	嚴思圖編著	100 元

30. 成功頓悟 100 則	蕭京凌編譯	130 元
32. 知性幽默	李玉瓊編譯	130 元
33. 熟記對方絕招	黃靜香編譯	100 元
37. 察言觀色的技巧	劉華亭編著	180 元
38. 一流領導力	施義彥編譯	120 元
40. 30 秒鐘推銷術	廖松濤編譯	150 元
42. 尖端時代行銷策略	陳蒼杰編著	100 元
43. 顧客管理學	廖松濤編著	100 元
47. 上班族口才學	楊鴻儒譯	120 元
48. 上班族新鮮人須知	程羲編著	120 元
49. 如何左右逢源	程羲編著	130 元
50. 語言的心理戰	多湖輝著	130 元
55. 性惡企業管理學	陳蒼杰譯	130 元
56. 自我啟發 200 招	楊鴻儒編著	150 元
57. 做個傑出女職員	劉名揚編著	130 元
58. 靈活的集團營運術	楊鴻儒編著	120 元
60. 個案研究活用法	楊鴻儒編著	130 元
61. 企業教育訓練遊戲	楊鴻儒編著	120 元
62. 管理者的智慧	程義編譯	130 元
63. 做個佼佼管理者	馬筱莉編譯	130 元
67. 活用禪學於企業	柯素娥編譯	130 元
69. 幽默詭辯術	廖玉山編譯	150 元
70. 拿破崙智慧箴言	柯素娥編譯	130 元
71. 自我培育・超越	蕭京凌編譯	150 元
74. 時間即一切	沈永嘉編譯	130 元
75. 自我脫胎換骨	柯素娥譯	150 元
76. 贏在起跑點 人才培育鐵則	楊鴻儒編譯	150 元
77. 做一枚活棋	李玉瓊編譯	130 元
81. 瞬間攻破心防法	廖玉山編譯	120 元
82. 改變一生的名言	李玉瓊編譯	130 元
83. 性格性向創前程	楊鴻儒編譯	130 元
84. 訪問行銷新竅門	廖玉山編譯	150 元
85. 無所不達的推銷話術	李玉瓊編譯	150 元

・處 世 智 慧・電腦編號 03

1. 如何改變你自己	陸明編譯	120 元
6. 靈感成功術	譚繼山編譯	80 元
8. 扭轉一生的五分鐘	黃柏松編譯	100 元
10. 現代人的詭計	林振輝譯	100 元
14. 女性的智慧	譚繼山編譯	90 元
16. 人生的體驗	陸明編譯	80 元
18. 幽默吹牛術	金子登著	90 元
24. 慧心良言	亦奇著	80 元

25. 名家慧語	蔡逸鴻主編	90 元
28. 如何發揮你的潛能	陸明編譯	90 元
29. 女人身態語言學	李常傳譯	130 元
30. 摸透女人心	張文志譯	90 元
32. 給女人的悄悄話	妮倩編譯	90 元
36. 成功的捷徑	鐘文訓譯	70 元
37. 幽默逗笑術	林振輝著	120 元
38. 活用血型讀書法	陳炳崑譯	80 元
39. 心　燈	葉于模著	100 元
41. 心・體・命運	蘇燕謀譯	70 元
43. 宮本武藏五輪書金言錄	宮本武藏著	100 元
47. 成熟的愛	林振輝譯	120 元
48. 現代女性駕馭術	蔡德華著	90 元
49. 禁忌遊戲	酒井潔著	90 元
53. 如何達成願望	謝世輝著	90 元
54. 創造奇蹟的「想念法」	謝世輝著	90 元
55. 創造成功奇蹟	謝世輝著	90 元
57. 幻想與成功	廖松濤譯	80 元
58. 反派角色的啟示	廖松濤編譯	70 元
59. 現代女性須知	劉華亭編著	75 元
62. 如何突破內向	姜倩怡編譯	110 元
64. 讀心術入門	王家成編譯	100 元
65. 如何解除內心壓力	林美羽編著	110 元
66. 取信於人的技巧	多湖輝著	110 元
68. 自我能力的開拓	卓一凡編著	110 元
70. 縱橫交涉術	嚴思圖編著	90 元
71. 如何培養妳的魅力	劉文珊編著	90 元
75. 個性膽怯者的成功術	廖松濤編譯	100 元
76. 人性的光輝	文可式編著	90 元
79. 培養靈敏頭腦秘訣	廖玉山編著	90 元
80. 夜晚心理術	鄭秀美編譯	80 元
81. 如何做個成熟的女性	李玉瓊編著	80 元
82. 現代女性成功術	劉文珊編著	90 元
83. 成功說話技巧	梁惠珠編譯	100 元
84. 人生的真諦	鐘文訓編譯	100 元
87. 指尖・頭腦體操	蕭京凌編譯	90 元
88. 電話應對禮儀	蕭京凌編著	120 元
89. 自我表現的威力	廖松濤編譯	100 元
91. 男與女的哲思	程鐘梅編譯	110 元
92. 靈思慧語	牧風著	110 元
93. 心靈夜語	牧風著	100 元
94. 激盪腦力訓練	廖松濤編譯	100 元
95. 三分鐘頭腦活性法	廖玉山編譯	110 元
96. 星期一的智慧	廖玉山編譯	100 元

97. 溝通說服術　賴文琇編譯　100 元

·健康與美容· 電腦編號 04

3. 媚酒傳(中國王朝秘酒)	陸明主編	120 元
5. 中國回春健康術	蔡一藩著	100 元
6. 奇蹟的斷食療法	蘇燕謀譯	130 元
8. 健美食物法	陳炳崑譯	120 元
9. 驚異的漢方療法	唐龍編著	90 元
10. 不老強精食	唐龍編著	100 元
12. 五分鐘跳繩健身法	蘇明達譯	100 元
13. 睡眠健康法	王家成譯	80 元
14. 你就是名醫	張芳明譯	90 元
19. 釋迦長壽健康法	譚繼山譯	90 元
20. 腳部按摩健康法	譚繼山譯	120 元
21. 自律健康法	蘇明達譯	90 元
23. 身心保健座右銘	張仁福著	160 元
24. 腦中風家庭看護與運動治療	林振輝譯	100 元
25. 秘傳醫學人相術	成玉主編	120 元
26. 導引術入門(1)治療慢性病	成玉主編	110 元
27. 導引術入門(2)健康·美容	成玉主編	110 元
28. 導引術入門(3)身心健康法	成玉主編	110 元
29. 妙用靈藥·蘆薈	李常傳譯	150 元
30. 萬病回春百科	吳通華著	150 元
31. 初次懷孕的 10 個月	成玉編譯	150 元
32. 中國秘傳氣功治百病	陳炳崑編譯	130 元
35. 仙人長生不老學	陸明編譯	100 元
36. 釋迦秘傳米粒刺激法	鐘文訓譯	120 元
37. 痔·治療與預防	陸明編譯	130 元
38. 自我防身絕技	陳炳崑編譯	120 元
39. 運動不足時疲勞消除法	廖松濤譯	110 元
40. 三溫暖健康法	鐘文訓編譯	90 元
43. 維他命與健康	鐘文訓譯	150 元
45. 森林浴—綠的健康法	劉華亭編譯	80 元
47. 導引術入門(4)酒浴健康法	成玉主編	90 元
48. 導引術入門(5)不老回春法	成玉主編	90 元
49. 山白竹(劍竹)健康法	鐘文訓譯	90 元
50. 解救你的心臟	鐘文訓編譯	100 元
52. 超人氣功法	陸明編譯	110 元
54. 借力的奇蹟(1)	力拔山著	100 元
55. 借力的奇蹟(2)	力拔山著	100 元
56. 五分鐘小睡健康法	呂添發撰	120 元
59. 艾草健康法	張汝明編譯	90 元
60. 一分鐘健康診斷	蕭京凌編譯	90 元

61. 念術入門	黃靜香編譯	90元
62. 念術健康法	黃靜香編譯	90元
63. 健身回春法	梁惠珠編譯	100元
64. 姿勢養生法	黃秀娟編譯	90元
65. 仙人瞑想法	鐘文訓譯	120元
66. 人蔘的神效	林慶旺譯	100元
67. 奇穴治百病	吳通華著	120元
68. 中國傳統健康法	靳海東著	100元
71. 酵素健康法	楊皓編譯	120元
73. 腰痛預防與治療	五味雅吉著	130元
74. 如何預防心臟病・腦中風	譚定長等著	100元
75. 少女的生理秘密	蕭京凌譯	120元
76. 頭部按摩與針灸	楊鴻儒譯	100元
77. 雙極療術入門	林聖道著	100元
78. 氣功自療法	梁景蓮著	120元
79. 大蒜健康法	李玉瓊編譯	120元
81. 健胸美容秘訣	黃靜香譯	120元
82. 鍺奇蹟療效	林宏儒譯	120元
83. 三分鐘健身運動	廖玉山譯	120元
84. 尿療法的奇蹟	廖玉山譯	120元
85. 神奇的聚積療法	廖玉山譯	120元
86. 預防運動傷害伸展體操	楊鴻儒編譯	120元
88. 五日就能改變你	柯素娥譯	110元
89. 三分鐘氣功健康法	陳美華譯	120元
91. 道家氣功術	早島正雄著	130元
92. 氣功減肥術	早島正雄著	120元
93. 超能力氣功法	柯素娥譯	130元
94. 氣的瞑想法	早島正雄著	120元

・家 庭／生 活・電腦編號 05

1. 單身女郎生活經驗談	廖玉山編著	100元
2. 血型・人際關係	黃靜編著	120元
3. 血型・妻子	黃靜編著	110元
4. 血型・丈夫	廖玉山編譯	130元
5. 血型・升學考試	沈永嘉編譯	120元
6. 血型・臉型・愛情	鐘文訓編譯	120元
7. 現代社交須知	廖松濤編譯	100元
8. 簡易家庭按摩	鐘文訓編譯	150元
9. 圖解家庭看護	廖玉山編譯	120元
10. 生男育女隨心所欲	岡正基編著	180元
11. 家庭急救治療法	鐘文訓編著	100元
12. 新孕婦體操	林曉鐘譯	120元
13. 從食物改變個性	廖玉山編譯	100元

14.	藥草的自然療法	東城百合子著	200 元
15.	糙米菜食與健康料理	東城百合子著	180 元
16.	現代人的婚姻危機	黃靜編著	90 元
17.	親子遊戲　0 歲	林慶旺編譯	100 元
18.	親子遊戲　1～2 歲	林慶旺編譯	110 元
19.	親子遊戲　3 歲	林慶旺編譯	100 元
20.	女性醫學新知	林曉鐘編譯	180 元
21.	媽媽與嬰兒	張汝明編譯	180 元
22.	生活智慧百科	黃靜編譯	100 元
23.	手相・健康・你	林曉鐘編譯	120 元
24.	菜食與健康	張汝明編譯	110 元
25.	家庭素食料理	陳東達著	140 元
26.	性能力活用秘法	米開・尼里著	150 元
27.	兩性之間	林慶旺編譯	120 元
28.	性感經穴健康法	蕭京凌編譯	150 元
29.	幼兒推拿健康法	蕭京凌編譯	100 元
30.	談中國料理	丁秀山編著	100 元
31.	舌技入門	增田豐著	160 元
32.	預防癌症的飲食法	黃靜香編譯	150 元
33.	性與健康寶典	黃靜香編譯	180 元
34.	正確避孕法	蕭京凌編譯	180 元
35.	吃的更漂亮美容食譜	楊萬里著	120 元
36.	圖解交際舞速成	鐘文訓編譯	150 元
37.	觀相導引術	沈永嘉譯	130 元
38.	初為人母 12 個月	陳義譯	200 元
39.	圖解麻將入門	顧安行編譯	180 元
40.	麻將必勝秘訣	石利夫編譯	180 元
41.	女性一生與漢方	蕭京凌編譯	100 元
42.	家電的使用與修護	鐘文訓編譯	160 元
43.	錯誤的家庭醫療法	鐘文訓編譯	100 元
44.	簡易防身術	陳慧珍編譯	150 元
45.	茶健康法	鐘文訓編譯	130 元
46.	雞尾酒大全	劉雪卿譯	180 元
47.	生活的藝術	沈永嘉編著	120 元
48.	雜草雜果健康法	沈永嘉編著	120 元
49.	如何選擇理想妻子	荒谷慈著	110 元
50.	如何選擇理想丈夫	荒谷慈著	110 元
51.	中國食與性的智慧	根本光人著	150 元
52.	開運法話	陳宏男譯	100 元
53.	禪語經典＜上＞	平田精耕著	150 元
54.	禪語經典＜下＞	平田精耕著	150 元
55.	手掌按摩健康法	鐘文訓譯	180 元
56.	腳底按摩健康法	鐘文訓譯	180 元
57.	仙道運氣健身法	李玉瓊譯	150 元

58. 健心、健體呼吸法	蕭京凌譯	120元
59. 自彊術入門	蕭京凌譯	120元
60. 指技入門	增田豐著	160元
61. 下半身鍛鍊法	增田豐著	180元
62. 表象式學舞法	黃靜香編譯	180元
63. 圖解家庭瑜伽	鐘文訓譯	130元
64. 食物治療寶典	黃靜香編譯	130元
65. 智障兒保育入門	楊鴻儒譯	130元
66. 自閉兒童指導入門	楊鴻儒譯	180元
67. 乳癌發現與治療	黃靜香譯	130元
68. 盆栽培養與欣賞	廖啟新編譯	180元
69. 世界手語入門	蕭京凌編譯	180元
70. 賽馬必勝法	李錦雀編譯	200元
71. 中藥健康粥	蕭京凌編譯	120元
72. 健康食品指南	劉文珊編譯	130元
73. 健康長壽飲食法	鐘文訓編譯	150元
74. 夜生活規則	增田豐著	160元
75. 自製家庭食品	鐘文訓編譯	200元
76. 仙道帝王招財術	廖玉山譯	130元
77. 「氣」的蓄財術	劉名揚譯	130元
78. 佛教健康法入門	劉名揚譯	130元
79. 男女健康醫學	郭汝蘭譯	150元
80. 成功的果樹培育法	張煌編譯	130元
81. 實用家庭菜園	孔翔儀編譯	130元
82. 氣與中國飲食法	柯素娥編譯	130元
83. 世界生活趣譚	林其英著	160元
84. 胎教二八〇天	鄭淑美譯	220元
85. 酒自己動手釀	柯素娥編著	160元
86. 自己動「手」健康法	劉雪卿譯	160元
87. 香味活用法	森田洋子著	160元
88. 寰宇趣聞搜奇	林其英著	200元
89. 手指回旋健康法	栗田昌裕著	200元
90. 家庭巧妙收藏	蘇秀玉譯	200元
91. 餐桌禮儀入門	風間璋子著	200元
92. 住宅設計要訣	吉田春美著	200元

・命理與預言・電腦編號06

1. 12星座算命術	訪星珠著	200元
2. 中國式面相學入門	蕭京凌編著	180元
3. 圖解命運學	陸明編著	200元
4. 中國秘傳面相術	陳炳崑編著	180元
5. 13星座占星術	馬克・矢崎著	200元
6. 命名彙典	水雲居士編著	180元

國家圖書館出版品預行編目資料

生理痛與生理不順／堀口雅子著；劉小惠譯
－初版－臺北市，品冠，民 89
面；21 公分－（女醫師系列；9）
含索引
譯自：生理痛と生理不順
ISBN 957-468-020-7（平裝）
1. 月經
417.12 89010233

Seiritsuu to Seiri-fujun, Joi-san Series
Originally published in Japan by Shufunotomo CO., Ltd., Tokyo

版權仲介：京王文化事業有限公司

生理痛與生理不順 ISBN 957-468-020-7

著　　者／堀口雅子
譯　　者／劉小惠
社　　長／蔡孟甫
出 版 者／品冠文化出版社
社　　址／台北市北投區（石牌）致遠一路 2 段 12 巷 1 號
電　　話／(02) 28233123・28236031・28236033
傳　　真／(02) 28272069
郵政劃撥／19346241
E-mail／dah-jaan@ms9.tisnet.net.tw
承 印 者／國順圖書印刷公司
裝　　訂／嶸興裝訂有限公司
排 版 者／千兵企業有限公司
初版1刷／2000 年（民 89 年） 9 月

定　價／200 元